RECHERCHES
SUR
LES MALADIES
CHRONIQUES.

RECHERCHES
SUR
LES MALADIES
CHRONIQUES,

Leurs rapports avec les maladies aiguës, leurs périodes, leur nature; et sur la manière dont on les traite aux eaux minérales de Barèges, et des autres sources de l'Aquitaine;

PAR THÉOPHILE BORDEU.

NOUVELLE ÉDITION, augmentée de la vie de l'Auteur, et de notes physiologiques,

PAR LE CIT. ROUSSEL, MÉDECIN.

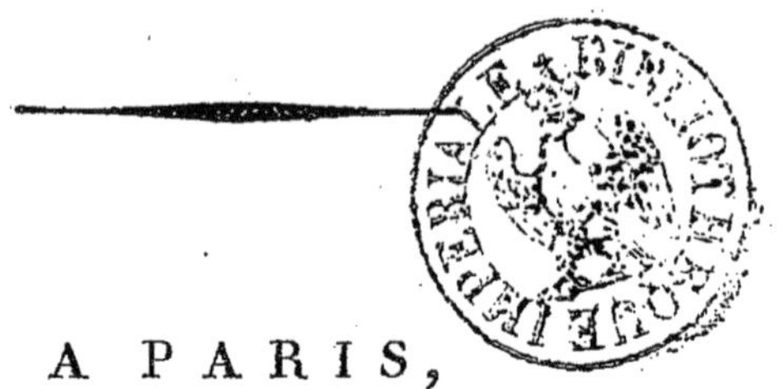

A PARIS,

Chez { GABON et Cgnie, Libraires, place de l'École de Médecine.
J. A. BROSSON, Imprimeur-Libraire, rue Pierre-Sarrazin, nº. 7.

AN IX.

. . . . Patriâque Domoque,
Gallorum extremos inter Celsumque Pyrenem,
Temperat ingenuos quâ læta Aquitania mores;
Audax exiguâ fide concino. . . . .

Auson. Idill.

ÉLOGE

DE

THÉOPHILE BORDEU (1);

PAR LE CIT. ROUSSEL, MÉDECIN.

PLUSIEURS personnes instruites de l'amitié dont BORDEU m'honoroit, ont paru désirer que je fisse son Eloge, quoique j'aye été déjà devancé par un médecin très-connu (2). Je cède d'autant plus volontiers à ce sentiment, qu'il se trouve très-conforme à la disposition de mon ame. Il est naturel à l'amitié de s'entretenir long-temps de ses pertes : l'objet qu'elle regrette n'existe plus, et elle en parle encore; illusion douce, qui flatte à la fois la sensibilité, et semble, en retraçant un nom cher à notre souvenir, ôter aux regrets leur amertume. Heureux!

(1) Cet Eloge parut en 1772.

(2) M. Gardanne, docteur-régent de la Faculté de Paris, a fait un Eloge très-intéressant de ce médecin.

lorsque celui qui les cause, ayant ajouté aux lumières de son siècle, et étendu les bornes de son art, pendant sa vie, présente encore après sa mort, dans l'histoire de ses idées, et dans la peinture de son caractère, un exemple au génie, et un encouragement aux talens. Ce tribut rendu à la mémoire des hommes illustres, charme aussi la postérité, qui, toujours avide de détails où elle puisse reconnoître ceux qui ont travaillé pour elle, s'attache encore à leur dépouille lorsqu'ils ne sont plus, et cherche, pour ainsi dire, des trésors jusques dans leurs cendres même.

Nous ne craignons point de dire que personne ne mérite mieux cet empressement que Théophile Bordeu, sur la vie duquel nous allons jeter nos regards. Il naquit le 22 février 1722, à Iseste, village de la vallée d'Ossau, en Béarn. Il eut pour pere Antoine Bordeu, médecin, conseiller d'Etat, intendant des eaux minérales de l'Aquitaine, qui vit encore, et jouit à Pau, ainsi que son autre fils, François Bordeu, médecin comme lui, d'une réputation très-distinguée.

Nous ne parlerons point des premiers succès de la jeunesse de Bordeu ; succès dans lesquels notre imagination se plaît trop à rechercher les traces des premiers pas des grands hommes, mais qui leur étant très-souvent communs avec des esprits médiocres, ne sont que de fausses lueurs d'après lesquelles il est si difficile de juger d'avance quels sont les hommes qui sont destinés à éclairer les autres. Si cette foible aurore annonce quelquefois le jour le plus brillant, elle luit aussi pour des hommes dont toute la vie n'est qu'un jour couvert de nuages et de ténèbres. Nous ferons donc comme certains géographes qui, dans la description des grands fleuves, nous laissent souvent incertains sur leur véritable origine, et ne nous les montrent que lorsque, grossis dans leur cours du tribut de plusieurs rivières, ils sont déjà en état de fertiliser et d'enrichir les campagnes.

Il nous suffira de dire que Bordeu, après avoir fait ses premières études au collége des Jésuites, à Pau, et chez les Barnabites de Lescar, alla à Montpellier, pour y étudier la médecine, qui, ayant été cultivée par ses ancêtres, comme elle l'avoit été par ceux d'Hippocrate, fut pour Bordeu, comme pour cet ancien médecin, une espèce de succession et de patrimoine. Bordeu se trouva bientôt en état d'enseigner ce que tant d'autres mettent plusieurs années à apprendre; il y donna des leçons d'anatomie à ses condisciples. Dans toutes les disputes, car on disputoit beaucoup alors dans les écoles, il étonna toujours ses maîtres par sa sagacité et par ces traits de lumière, qui ont donné à tous ses ouvrages un caractère original, et qui distingueront toujours en effet les véritables productions du génie, des foibles imitations de la médiocrité.

La thèse qu'il fit en 1742, pour parvenir

au grade de bachelier, dut frapper les esprits qui n'étoient pas encore préparés aux vérités qu'on y établit, par les expériences et les découvertes qui ont été faites depuis. C'est une dissertation sur le *sentiment* (1), pris dans une acception générale, c'est-à-dire, sur cette faculté qui fait apercevoir aux corps vivans leur propre existence, et celle des objets extérieurs qui ont quelque rapport avec eux (2). La machine animale y est

(1) *De sensu in genere.*

(2) La considération des sens externes, dont chacun est destiné à un ordre particulier de sensations, peut nous aider à concevoir ces divers degrés ou ces diverses formes de sensibilité dont sont doués les organes internes. La disposition différente de ces organes n'est point une hypothèse. L'observation fait voir qu'un organe est puissamment mû par un stimulant qui est sans action pour un autre. Van-Helmont observa sans doute ce phénomène dans un temps où les médecins, bornés à de fausses applications de la physique et de la mécanique, à l'économie animale, faisoient peu d'attention aux lois de l'organisme; c'est ce qui détermina Van-Helmont à admettre ce qu'il appelle des *archées*, c'est-à-dire des principes d'action dans les divers or-

présentée comme un assemblage d'organes doués chacun d'une vie particulière, et d'une manière d'être analogue aux fonctions qu'ils remplissent; différens entre eux par leur genre de sensibilité, ainsi que les organes de la vue, de l'ouïe et de l'odorat; unis, comme les membres d'une république, par un intérêt commun et par des liaisons plus ou moins étroites, et dont chacun, dans sa sphère d'activité, en travaillant à son bien-être individuel, concourt plus ou moins, selon le degré d'influence qu'il a dans le corps, à la conservation de tous. L'ame (1) qui

---

ganes; et comme parmi ceux-ci il y en a qui manifestent une énergie singulière et un ascendant plus ou moins étendu sur les autres, il établit des *archées* de différens ordres. Le lecteur n'aura pas de peine à démêler dans ces idées de Van-Helmont le germe de beaucoup de vues répandues dans les ouvrages de Bordeu.

(1) Sous le point de vue physiologique, l'ame est l'être sensitif universel, le centre où vont se réunir les diverses impressions que reçoit l'animal, et d'où partent les déterminations de ses mouvemens. C'est

les surveille, dirige leurs mouvemens, règle leur action, et les maintient dans un parfait accord, tant qu'elle-même, exempte de trouble, ne perd point de vue le but où elle doit tendre. Mais si quelque passion funeste, s'élevant dans son sein, vient à troubler sa sérénité, alors, comme un pilote emporté par la tempête, elle communique son désordre et son égarement à tous les organes, et les entraîne dans une ruine plus ou moins certaine.

Cette Thèse, qui réunit l'opinion de Van-Helmont et celle de Stahl (1), valut

---

par ce centre qu'il diffère des plantes, qui manquent peut-être moins de sensibilité que d'unité sensitive, et de ces animaux équivoques ou imparfaits, dans lesquels cette unité est incertaine et peu marquée.

(1) Quoique Bordeu suivît, à certains égards, les principes de Van-Helmont, il avoit une idée encore plus avantageuse de Stahl, qu'il regardoit comme le plus grand médecin qui eût paru depuis Hippocrate. Le système médical de Stahl est en effet plus méthodique et plus savant, fondé sur un plus grand nombre de faits bien observés dans l'économie des corps ani-

à Bordeu une distinction qui s'accorde très-rarement ; celle d'être dispensé de quelques-uns des actes par lesquels on parvient à la licence. L'effet des distinctions est d'exciter à en mériter de nouvelles. Bordeu, animé par ce suc-

---

més. Il a sur-tout l'avantage d'être parfaitement bien lié avec les observations des anciens, qui se trouvent perdues, ou qui deviennent des faits incohérens dans les systèmes des autres écoles. Boerhaave rappelle bien quelquefois les idées des anciens, mais c'est par une espèce de contradiction avec les siennes. Quant à Cullen, on peut s'apercevoir que les anciens étoient pour lui comme s'ils n'avoient jamais existé. Cependant le système de l'école de Stahl avoit des défauts considérables. L'idée qu'elle s'étoit faite de *l'autocratie* ou du pouvoir de la nature, la rendoit timide et trop inactive dans la pratique médicinale, et la privoit des secours qu'elle peut tirer de beaucoup de remèdes et de moyens dont l'expérience a démontré l'efficacité. D'ailleurs l'emploi de ces moyens n'est pas rigoureusement opposé aux principes des Stahliens. Ils conviennent que la nature est sujette à des mouvemens erronés. Or, si l'observation a appris à les rectifier, et à substituer une sensation favorable à une sensation qui étoit vicieuse, pourquoi ne pas se servir de cet avantage?

cès, composa l'année suivante une dissertation sur la formation du chyle. Beaucoup de clarté et d'ordre dans la distribution des matières, une grande exactitude dans les détails anatomiques, une exposition fidelle des organes et des agens que la nature emploie dans la décomposition des alimens, sont le moindre mérite de cette production. Pénétré déjà de l'insuffisance des raisons par lesquelles on s'efforçoit depuis long-temps d'expliquer la digestion, il l'envisage comme une opération animale, dans laquelle les substances qui nous servent de nourriture reçoivent un caractère qui les assimile à nos humeurs, et une empreinte indépendante de l'altération que pourroient leur faire subir, par la trituration ou par la fermentation, des agens purement mécaniques ou chimiques (1).

(1) Quelques médecins, attribuant à l'estomac une force qu'il n'a point, croyoient que les alimens y étoient broyés et réduits en une pâte liquide, comme dans un moulin. D'autres, trompés par l'exemple des mélanges

Cette dissertation ne fut point reçue avec moins d'applaudissemens que la première.

---

naturels ou artificiels en fermentation, croyoient que les alimens fermentoient de même dans l'estomac. On semble avoir renoncé à ces idées qui avoient successivement occupé les écoles pendant plus de deux mille ans.

Depuis Bordeu, Spallanzani a démontré qu'au lieu de fermentation et de trituration, les alimens ne subissent qu'une simple dissolution opérée par les sucs digestifs. Mais cette dissolution ne complète point cet acte important de la nature, qui transforme les alimens en une substance réparatrice des pertes que fait l'animal par l'exercice de la vie, et qui les imprègne, sans doute, de qualités qui la lui rendent propre. Il est certain que si quelque accident ou quelque passion vient affecter l'animal qui digère, les alimens dissous par les sucs digestifs, s'altèrent et prennent une tournure nuisible à l'économie animale; ce qui prouve qu'indépendamment de cette dissolution des alimens par les sucs digestifs il faut encore l'influence d'une action vitale qui dirige tous les mouvemens, et remplisse toutes les conditions qu'exige une parfaite digestion. D'ailleurs, la préparation et la secrétion des sucs digestifs même sont le résultat d'une opération du principe sensitif.

Bordeu, après avoir reçu en 1744 le bonnet de docteur, retourna à Pau, où ses compatriotes jouirent pendant quelque temps du fruit des connoissances qu'il avoit acquises à Montpellier. Le désir de les étendre et de les perfectionner le ramena encore à Montpellier. Ce fut là qu'il connut pour la première fois Michel, alors étudiant en médecine. Celui-ci ne pensoit pas qu'il étoit un de ceux qui consoleroient un jour le public de la perte prématurée qu'il devoit faire de ce médecin. Après avoir demeuré deux ans dans cette ville, où les agrémens que sa réputation lui procuroit, ne contribuoient pas peu à le retenir, il vint à Paris en 1746, sacrifiant tous ces avantages à sa passion dominante pour l'étude.

Bordeu voulut connoître tous les genres d'instruction relatifs à la médecine, que la capitale pouvoit offrir. Il se lia avec le célèbre chirurgien Petit, à qui la connoissance d'un homme aussi instruit ne pouvoit qu'être utile. L'illustre Rouelle fixoit alors à Paris l'attention des savans. Inspiré par le génie de la chimie, dans un temps où les vrais principes de cette science étoient encore inconnus parmi nous, il étonnoit par les nouveaux phénomènes qu'il présentoit, et lui-même en étoit un pour ainsi dire. Semblable à un volcan qui vomit pêle-mêle, avec la lumière et la fumée, des matières brutes, informes et précieuses à la fois, il ouvroit une route à ceux qui sont nés avec le courage et les talens nécessaires pour sonder les profondeurs de la nature. Son enthousiasme subjuguant et entraînant tous les esprits, Bordeu suivit le torrent avec Venel et Bayen, qui se sont acquis eux-mêmes depuis tant de gloire dans la chimie, et avec qui il étoit lié par les lumières et par l'amitié (1).

---

(1) Les principes qu'enseignoit Rouelle étoient ceux de Stahl. Ils ont tenu lieu de science, jusqu'à ce que la chimie pneumatique soit venue lui en substituer une plus vraie et plus conforme à la véritable manière de philosopher. Les expériences sur lesquelles la théorie

Bordeu fit un nouveau sacrifice à la médecine, en surmontant l'attrait de la chimie, pour connoître à fond les maladies, et voir des malades; ce qu'il fit avantageusement à l'hôpital de la Charité de Paris, et à l'infirmerie royale de Versailles.

Il fut encore rappelé dans sa patrie par ses parens. Pour y rendre ses talens plus utiles, le gouvernement lui donna le brevet d'intendant des eaux minérales de l'Aquitaine. Ces eaux que Bordeu fit connoître en 1748, par des essais en forme de lettres, devinrent entre ses mains une mine des plus riches et des plus utiles pour l'humanité. On trouve dans ces lettres des idées qui fixent celles qu'on doit avoir sur l'usage et l'administration de ce remède. Pour l'attacher

---

de Stahl étoit fondée, avoient quelque chose de séduisant, qui empêchoit de voir la fausseté des explications qu'elle donnoit des faits; ce qui rend peu surprenante la longue adhésion de certains esprits à cette théorie, malgré l'évidence incontestable de la nouvelle.

plus intimement à ces eaux, et les lui rendre en quelque sorte plus propres, on ajouta au titre qu'il avoit déja, celui de sur-intendant des eaux minérales de l'Aquitaine.

Les soins attachés à cet emploi ne l'empêchoient point cependant de donner des leçons d'anatomie, et d'enseigner l'art des accouchemens aux chirurgiens et aux sages-femmes. Le fruit de ces exercices fut un mémoire sur les articulations des os de la face, qu'il envoya à l'Académie des Sciences de Paris, et dans lequel il fait voir que la multiplicité même des pièces qui composent cette partie de notre corps, concourt avec la disposition de leurs diverses engrenures, à la solidité de l'édifice qu'elles forment.

Bordeu sembloit alors devoir être fixé pour toujours en Béarn, mais des arrangemens de famille le déterminèrent à venir s'établir à Paris. Il ne pouvoit pas s'y annoncer d'une maniere plus avantageuse que par ses *Recherches sur les*

Glandes et sur leur action ; ouvrage singulier, qui peut-être n'a pas été assez bien apprécié : c'est de toutes les productions de Bordeu, celle qui renferme le plus d'idées neuves ; et ces idées, qui sont appuyées sur des faits incontestables, renversent les principes sur lesquels on fondoit auparavant l'explication des principales fonctions de l'économie animale. Il y démontre que les glandes, lorsqu'elles versent les humeurs qu'elles fournissent, ne sont point comprimées par les parties circonvoisines ; que l'excrétion de ces humeurs n'est point le résultat mécanique d'une impulsion étrangère, mais l'effet d'une action propre de la glande, et d'une sorte d'érection à peu près semblable à celle qui se manifeste sensiblement dans certains organes (1).

(1) Si on y fait bien attention, on peut s'apercevoir qu'à l'aspect d'un mets qui nous plaît, les glandes de la bouche acquièrent une certaine roideur. Cette disposition nécessaire à l'excrétion de la salive, a lieu, selon

Deux ans après la publication de cet ouvrage, Bordeu traita pour l'Encyclopédie un de ces points intéressans sur lesquels roulent la médecine ancienne et la moderne : c'est le mot *crise* qu'il consigna dans ce dépôt immense des connoissances humaines. Il y laisse entendre que la doctrine des crises pourroit bien être un dogme échappé de l'école de Pythagore, et introduit dans la médecine, comme y ont été introduits successivement tous les systèmes de physique, depuis les atomes de Leucippe, jusqu'à la matière subtile de Descartes et

---

Bordeu, dans toutes les autres glandes du corps; idée qui est aussi ingénieuse que vraisemblable; on peut même dire qu'elle est rigoureusement vraie. Toutes les fonctions animales présentent ce caractère actif; celles même qui paroissent les plus passives, dépendent d'une action du principe sensitif. Stahl regardoit le sommeil même comme un acte du principe de la vie. Bordeu en faisant voir la disposition active des glandes dans la secrétion et l'excrétion des humeurs animales, est peut-être le premier qui ait efficacement déterminé les esprits vers l'étude des lois organiques.

tion de Newton. Bordeu, à la vérité, ne l'affirme point, il se retranche à cet égard dans les bornes d'un Pyrrhonisme raisonnable, et que le défaut des connoissances et des observations nécessaires ne justifie peut-être que trop. Cependant nous croyons devoir repousser le ridicule qu'on a voulu jeter sur la médecine, en lui imputant d'attribuer une vertu à des nombres, c'est-à-dire à des êtres métaphysiques. Que Pythagore ait prêté ou non, une force réelle aux abstractions de notre ame, c'est ce qui nous importe peu. Mais lorsque la médecine a indiqué certains jours fixes, tels que le septième, le onzième, etc. d'une maladie, comme l'époque d'un changement qui doit se faire dans sa marche, elle y a été autorisée par l'expérience et par l'observation, sans supposer une valeur intrinsèque dans ces jours. Elle a vu que les fruits employent un temps à peu près déterminé pour mûrir; que l'incubation des œufs dans les différentes espèces d'oiseaux, et la gestation dans les quadrupèdes se font d'une manière assez précise; enfin que la plupart des fonctions animales suivent des périodes très-marqués : elle a pu en conclure que les maladies qui ne sont qu'un semblable travail, dont l'objet est de préparer et de modifier une matière hétérogène et dangereuse, étoient assujetties à la même loi, et l'observation n'est point opposée à ce raisonnement : ainsi la doctrine des crises, envisagée sous ce point de vue, n'a rien d'absurde, et rien qui ne soit conforme à l'ordre général de la nature.

Bordeu, ne laissant échapper aucune occasion d'ajouter à sa gloire, envoya cette même année à l'Académie de chirurgie une dissertation sur les écrouelles, qui fut couronnée. Les observations qu'il avoit recueillies aux eaux minérales l'avoient éclairé sur la théorie et le traitement des maladies chroniques : aussi traita-t-il la question avec une supériorité qu'on admira. Tout devient un sujet d'observation pour le philosophe et pour l'homme de génie. Bordeu, né dans un pays de montagnes, avoit remarqué que les écrouelles y sont plus communes qu'ailleurs. Il attribue cette différence à deux causes principales, à la nature des eaux qu'on y boit, et aux qualités de l'air qu'on y respire. Les eaux immédiatement fournies par les neiges à mesure qu'elles se fondent, sont trop *crues*, trop dépouillées d'air et des autres principes dont elles tiennent ce caractère liant, et toutes ces autres qualités qui les rendent propres à devenir principe constitutif de nos humeurs. L'air des montagnes est aussi trop *vierge*, et n'est pas assez imprégné des exhalaisons végétales et animales qui sont nécessaires, soit pour adoucir l'impression qu'il fait sur nos organes, soit pour le rendre, en se mêlant avec lui, plus analogue à notre constitution (1).

(1) Les effe s que Bordeu attribue à l'air élevé des montagnes et à l'eau de neige, ne sont pas bien certains. Les écrouelles et les autres affections glandu-

Cette idée de Bordeu, sur l'air et sur l'eau, est bien opposée à celle qu'a le vulgaire de ces deux élémens. Elle conduit à une distinction utile qu'on ne fait peut-être pas assez généralement. De l'eau bien claire et bien limpide, qui a été long-temps stagnante, ou long-temps séparée du contact de l'air, comme celle des souterrains ou des puits, est bien éloignée d'être aussi saine que celle qui coule en plein air, quoique celle-ci entraîne avec elle des matières qui troublent sa limpidité ; parce que ces matières ne sont pas aussi malfaisantes pour l'esto-

---

leuses ne sont ni générales ni proportionnées aux causes évidentes qu'il leur assigne. On voit, dans les Pyrénées, des villages dont les habitans sont très-sains et très-robustes, quoiqu'ils en habitent les régions les plus élevées, tandis que dans des régions inférieures, et dans des lieux circonscrits, les habitans sont communément atteints des maladies des glandes. Les observations des physiciens, relatives aux effets et aux impressions de l'air et des eaux des montagnes sur les êtres vivans, ne sont pas uniformes ; ce qui prouve que ce sujet n'a pas encore été considéré sous toutes ses faces.

mac, qu'elles sont choquantes pour la vue. De même, toutes les émanations des végétaux, et celles de nos semblables, s'ils sont eux-mêmes sains, n'altèrent peut-être point la salubrité de l'air, autant que l'on pense, pourvu qu'il soit souvent renouvelé. C'est l'air décomposé ou dénaturé par la respiration des hommes et des animaux, qui est nuisible; mais il est douteux que toutes les émanations des animaux et des végétaux soient dangereuses (1).

Bordeu désirant d'être admis dans la Faculté de Paris, examina dans sa première thèse *si toutes les parties du corps concourent à la digestion* (2). Il conclut

(1) L'exemple des bouchers et des cuisiniers, qui s'engraissent par les émanations des substances animales, et l'usage ancien de coucher avec des personnes jeunes et fraîches, pour réchauffer les restes d'une vie qui commence à défaillir, sont une preuve du contraire. D'ailleurs les expériences très-connues de plusieurs physiciens célèbres ont fait voir qu'il y a au moins quelques circonstances où les végétaux exhalent un air très-salubre.

(2) *An omnes organicæ corporis partes digestioni opitulentur.*

pour l'affirmative. Il croit que chaque organe n'est pas borné aux fonctions qui lui sont propres, mais prend encore plus ou moins de part à celles des autres, selon l'importance des fonctions qu'ils remplissent, ou le degré d'empire qu'ils ont sur lui. L'estomac, soit par sa position, soit par l'étendue de ses liaisons avec les autres organes, soit (ce qui est peut-être plus vrai) par la nature de ses opérations, semble donner l'impulsion à toute la machine animale. Aussi lorsque cet organe est occupé, il entraîne dans son action celle de tous les autres. Pendant la digestion toutes les autres fonctions semblent suspendues; les ressorts de la pensée s'arrêtent ou ralentissent leurs mouvemens; le sommeil tend à faire cesser toute action volontaire, pour mieux seconder celle de l'estomac; enfin il en est de cette fonction, destinée à soutenir notre individu, comme de celle par laquelle la nature a voulu perpétuer notre espèce: tous nos organes semblent s'y intéresser vivement, et toutes leurs facultés se confondre, pour concourir à la perfection de ce grand ouvrage.

Dans une seconde thèse Bordeu fait voir les salutaires effets de la chasse. Peut-être eût-il trouvé d'autres genres d'exercice aussi propres à remplir les vues de la médecine. Mais il crut sans doute que la chasse étoit le seul qu'on pût proposer avec fruit à des hommes ennemis de tout travail qui ne s'offre point sous l'image du plaisir, et le seul que puissent supporter leurs organes énervés. Il présentoit aux grands dans la chasse, un exercice analogue aux préjugés de leur état, qui réunit le double avantage d'une occupation sérieuse, et d'un amusement, et qui, par l'agitation qu'il donne au corps, calme pendant quelques momens celle de l'ame; enfin il regardoit la chasse comme le supplément le plus convenable à la mollesse de leurs mœurs.

Ces deux thèses furent suivies de sa dissertation sur les eaux minérales de l'Aquitaine. Ce dernier ouvrage renferme un système de médecine, qui a les branches les plus étendues, et dont la racine tient à une profonde méditation des lois et des phénomènes de l'économie animale. L'état de santé et celui de maladie y sont envisagés sous des faces qui n'avoient point encore été aperçues. Bordeu avoit déja dit que chaque organe avoit en partage un degré de mouvement et de sensibilité proportionné à la nature de ses fonctions : il fait voir ici que cette manière d'être, qui détermine le caractère de nos affections, soit physiques, soit morales, et qu'on appelle *tempérament*, dépend de l'influence ou de l'ascendant que tel ou tel organe a dans la machine. L'activité immodérée de cet organe, toujours entretenue aux dépens des autres, détruit à la longue l'équilibre d'action et de mouvement qui doit subsister entr'eux, et ce parfait accord sur lequel est fondée la santé. Cette perfection d'un corps sain dans toutes ses parties n'est peut-être qu'une idée métaphysique, qui ne s'est réalisée dans aucun individu. Tout être vivant porte en lui-même un principe de destruction, dont le développement doit s'opérer dans quelque organe foible et mal constitué. Dans celui-ci c'est par la poitrine, dans celui-là c'est par le foie que la maladie et la mort doivent entrer (1). Cet organe

---

(1) Bordeu étend peut-être trop loin l'idée de tempérament qu'on a toujours considéré, et qu'on ne doit en effet considérer que comme un résultat de l'organisation générale du corps, et non comme la suite d'une affection d'un organe particulier. On sait que les anciens avoient fondé leur théorie des températmens sur la diversité des humeurs. Les modernes lui donnent pour base, avec plus de vraisemblance, la texture et la disposition des vaisseaux. Il y a lieu de croire que cette théorie renferme d'autres données qui ne sont pas encore bien éclaircies. Mais celui des tempéramens où les principes de la théorie moderne se manifestent de la manière la plus sensible, c'est le tempérament mélancolique qui s'annonce par les hémorragies actives des premiers âges, et par la pléthore veineuse des viscères du bas-ventre, dans les âges postérieurs. Quoique cette pléthore et ses effets, soit physiques, soit moraux, soient communs

malheureux qui doit entraîner la ruine de tous les autres, travaille et concourt avec eux au soutien de la vie, mais foiblement ; de sorte que le résultat de son action est tous les jours une nouvelle cause d'altération, ajoutée à celles qui doivent enfin la détruire.

Tous les organes qui composent l'animal ne sont pas de la même importance. Il y a trois parties, ou plutôt trois régions principales auxquelles les autres sont subordonnées, et sur lesquelles celles-ci reposent, comme sur trois points d'appui. Ces régions sont la tête, la région précordiale, et la région épigastrique ou de l'estomac, dont les forces se balancent, et se contiennent réciproquement. De ces trois centres la vie et le sentiment sont réfléchis vers les autres parties, et les mouvemens de ces parties ne semblent

aux individus de tous les tempéramens, on ne peut disconvenir qu'ils ne soient plus prononcés dans les sujets qu'on caractérise par le nom de mélancoliques ou d'hypocondriaques.

être que les contre-coups produits par l'action de ces trois puissances.

Mais les unes et les autres doivent aux nerfs toutes leurs facultés vitales; c'est dans la fibre nerveuse seule que réside le principe du sentiment, et c'est proprement elle qui constitue l'essence de l'animal. Ces dépendances grossières, connues sous les noms de chairs, d'os, de membres, de viscères, ne sont que des instrumens qu'il emploie d'une manière utile à ses besoins, et au milieu desquels il végète, ainsi qu'une plante sur le sol auquel elle est attachée. Comme il les occupe alternativement, et que les rôles qu'il leur a distribués sont différens, tous ces organes paroissent être autant d'animaux qui ont une allure, des mœurs, et une manière d'agir particulière.

Si, lorsque rien n'altère leurs fonctions, et que leurs mouvemens se succèdent d'une manière paisible et uniforme, le bon état de la machine se présente sous un aspect auquel il est difficile de le méconnoître, ses dérangemens ont une expression qui n'est pas moins marquée. Le commencement de presque toutes les maladies s'annonce par un trouble et des efforts plus ou moins violens, qui ont fait appeler ce premier période l'état *d'irritation*. C'est le moment où la nature rassemble et combine toutes ses forces contre l'objet qui la gêne, et produit la maladie. A ce premier temps succède celui de la *coction*, moins tumultueux et plus réglé, où le principe de la vie émousse et modifie celui de la maladie. Il y a alors moins d'effervescence et d'agitation; c'est une tempête qui s'appaise, les vents sifflent encore, mais les nuages moins épais laissent entrevoir quelques rayons de lumière. Enfin le temps de la coction fait place à celui de *l'excrétion* qui termine le travail. Dans ce dernier période, la nature s'occupe à chasser par l'émonctoire qui est le plus à sa portée, ou par celui qu'elle choisit, la matière qui causoit le trouble de la machine.

Tel est, dans l'ouvrage de Bordeu, le tableau des maladies aiguës. Il prétend que les maladies chroniques n'ont pas une marche différente, et qu'il faut avoir égard, par conséquent, à leurs différens périodes, dans l'administration des remèdes qu'on emploie contre elles.

Tous les organes, étant susceptibles de lésion, peuvent devenir le siége des maladies. Mais les trois centres d'action qui régissent toute la machine, par les rapports qu'ils ont avec toutes les autres parties, doivent nécessairement être le plus souvent affectés; et de ces trois centres, le centre épigastrique (1), comme

(1) Les effets de la sensibilité et des profondes affections de l'ame, se marquent si fortement dans cette région du corps, que certains écrivains l'ont regardée comme le siége et la source du principe sensitif, et d'autres comme un système sensible, distinct du système cérébral. Ces opinions ne sauroient se concilier ni avec le raisonnement, ni avec les notions anatomiques, qui prouvent l'unité du système nerveux, et nous en

le plus exposé aux impressions étrangères, doit être le foyer le plus ordinaire des maladies. Bordeu examine toutes les affections qui tiennent à cette source, leurs complications et leurs rapports avec celles qui ont leur siége ailleurs, leur degré de curabilité, la nature des secours qu'elles exigent, et de ceux qu'elles peuvent recevoir, l'effet des eaux minérales dans leur traitement, le temps auquel ces eaux leur conviennent, et celui où elles leur sont inutiles; détail immense, capable d'effrayer l'homme le plus con-

montrent le centre dans le cerveau où les passions prennent leur source, en conséquence des impressions des sens; et si les passions et les fortes émotions de l'ame froissent trop souvent les organes qu'on rapporte à la région épigastrique, c'est l'effet d'une réaction du principe sensitif, résidant dans le cerveau : car tout sentiment vif est joint à une certaine réaction vers les organes du mouvement; et comme la région épigastrique, sur-tout le diaphragme, devient le centre et le point d'appui des mouvemens les plus énergiques du corps, il n'est pas étonnant que dans les affections vives de l'ame, la réaction ou la tendance de l'instinct à de certains mouvemens se porte sur la région épigastrique.

sommé dans l'étude et la pratique de la médecine, et qui fut le coup d'essai d'un jeune médecin qui venoit d'y faire les premiers pas.

Pendant le temps que Bordeu travailloit à mettre au jour cet ouvrage, il s'occupoit encore de ceux qui ont pour titres : *idée de l'homme physique et moral; specimen novi medicinae conspectûs; institutiones ex novo medicinae conspectu*, publiés par la Caze, son parent. Ces productions, qui ne sont que le développement des principes qui se trouvent dans la dissertation sur les eaux minérales de l'Aquitaine, furent le résultat des conversations qui se tenoient chez la Caze, entre Bordeu, Venel et Michel, ses intimes amis, dont l'un s'est acquis, par ses profondes connoissances en chimie, une réputation égale à celle que l'autre acquiert tous les jours par ses succès dans la pratique de la médecine.

Bordeu, à peine décoré du titre de docteur de la Faculté de Paris, fut nommé médecin *expectant* à la Charité. L'assiduité et les connoissances qu'il faisoit paroître dans cette maison, firent une telle impression, que les religieux de la Charité voulurent s'assurer de lui en le nommant substitut de Verdhelan des Moles, médecin de cet hôpital, qui ne put s'empêcher d'applaudir à ce choix. Ce titre d'*expectant* ouvrit une libre carrière à son goût pour l'observation. Tout dans cette maison favorise un médecin qui veut lire attentivement dans le sein de la nature, et la voir sans nuages. Les malades n'y sont pas en assez grand nombre, pour exiger dans leur traitement cette précipitation qui rend ailleurs la pratique de la médecine si dangereuse pour les malades, et si infructueuse pour les progrès de l'art. Ils y sont séparés les uns des autres, et n'ont point, comme ceux qui sont entassés ensemble dans le même lit, à supporter, avec leurs propres maux, le triste spectacle de ceux d'autrui, et même à les partager. La malpropreté, inséparable d'une administration tumultueuse, n'y trouble point l'œil attentif du médecin, et n'y aggrave point les souffrances du malade. Les religieux respectables qui dirigent cette maison, joignant à toute l'activité du zèle, la patience et l'exactitude qui le contiennent dans de justes bornes, ne permettent point au médecin de craindre que rien d'étranger se mêle au résultat de ses opérations, et lui dérobe la marche de la nature.

La sécurité de Bordeu, à cet égard, étoit d'autant mieux fondée, que le P. Philippe qui avoit été un des premiers à saisir, ou plutôt à deviner le mérite de ce médecin, mettoit toute son attention à seconder ses vues. Ce religieux dont les talens égalent la modestie et le désintéressement, bienfaiteur de son ordre par ses lumières, et par un zèle infatigable, étoit alors à la tête de la pharmacie. Il répandoit dans cette partie du service des malades, cet ordre et cet arrangement qui multiplient les ressources, et dont elle se ressent encore chez ces religieux. Son savoir en chimie même l'avoit garanti des prestiges de ces spéculations plus brillantes que solides, qui, pour lui donner un air plus imposant, ne le rendent pas pour cela plus utile. Se bornant à ce qui a un rapport direct et immédiat à la préparation des remèdes, il dédaignoit tout ce qui auroit pu flatter son amour propre, sans produire aucun bien réel pour les malades. Parmi le nombre infini des corps différens qu'offre la nature, il n'attachoit du prix qu'à ceux que la médecine a su faire servir au soulagement de l'humanité, et qui sont d'un usage journalier. Cette étude de l'histoire naturelle (1) qui se réduit à arranger par ordre des papillons, pour le vain plaisir de la vue, n'étoit à ses yeux qu'un goût puérile, indigne de l'austérité de son état; et l'on

(1) Les frères de la Charité ont établi depuis peu de temps dans leur maison, un cabinet d'histoire naturelle.

peut dire en effet que si c'est un ridicule pour l'homme riche de faire venir, à grands frais, une coquille de l'Afrique ou de l'Amérique, c'est un crime pour celui qui administre le bien des pauvres, et dont l'économie doit être la première vertu.

Le P. Philippe fut le premier témoin de l'application heureuse des principes de Bordeu sur le pouls. Le médecin ordinaire de la charité avoit un jour ordonné une saignée pour un malade. Bordeu, lorsqu'on étoit près de la faire, dit qu'elle étoit au moins inutile parce qu'il alloit survenir une hémorragie qui sans doute seroit plus adaptée au but que la nature se proposoit; et ordinairement ce qui est de son choix, est plus sûr que ce que l'art pourroit lui substituer. L'événement justifia la prédiction.

Bordeu retiroit tous les jours de pareils avantages de l'étude profonde qu'il avoit faite du pouls, cette boussole, nécessaire au médecin, sur laquelle nous regrettons que le génie d'Hippocrate ne se soit pas exercé davantage, et que le trop prolixe et trop inintelligible traité de Galien sur cette matière, avoit à peine indiquée. La doctrine moderne du pouls nous vient d'une source d'où nous ne l'aurions pas attendue. Nous la devons à une nation spirituelle et grave, constante dans ses opinions comme dans ses usages, capable de tout, si elle savoit changer, et mal jugée souvent par les peuples auxquels elle a eu la gloire de servir quelquefois de modèle (1). C'est dans un coin peu connu de l'Espagne, que *Solano*, loin du tumulte et du tracas de l'ambition, interrogeoit la nature, qui, semblable aux anciens oracles des Dieux, semble se communiquer plus aisément aux hommes dans le fond des déserts. Les observations de ce médecin Espagnol

---

(1) L'écrivain célèbre qui a commenté Corneille avoue *que nous devons à l'Espagne la première tragédie touchante et la première comédie de caractère qui aient illustré la France.*

sur le pouls, seroient peut-être restées dans l'oubli, si le hasard n'en avoit point procuré la connoissance à Nihel, médecin anglois. Celui-ci en publiant ses propres observations sur cette matière, fit connoître celles de *Solano*. Elles frappèrent Bordeu par leur nouveauté et par l'objet d'utilité qu'elles présentoient : il s'attacha à les vérifier. Elles devinrent encore plus fécondes entre ses mains, elles produisirent les *Recherches sur le pouls ;* ce livre (1) qui a été l'objet de tant d'éloges et de tant de critiques.

Jusqu'au temps où Bordeu fit paroître ses *Recherches sur le pouls, par rapport aux crises*, la médecine n'avoit

(1) Ceux qui aimèrent mieux s'instruire que critiquer, prirent le seul parti qu'il y ait à prendre en pareil cas, c'est d'observer et de vérifier soi-même les observations des autres. C'est ce que fit Michel, et l'ouvrage qu'il donna bientôt après, sous le titre de *nouvelles observations sur le pouls par rapport aux crises,* ne fit qu'ajouter un nouveau poids à celui de Bordeu.

encore tiré du pouls que des indications générales. Ses différens états de force ou de foiblesse, d'élévation ou de dépression, de rapidité ou de lenteur, étoient une expression trop vague de la véritable situation d'un malade. Bordeu trouva dans le rapport des pulsations de l'artère, dans les intervalles qui les séparent, et dans la manière dont elles se succèdent, des caractères plus décisifs. Par sa nouvelle méthode, on pouvoit non-seulement connoître le degré de mal-aise et de gêne où se trouve souvent la nature, mais encore démêler ses intentions, et jusqu'à ses incertitudes et ses irrésolutions; ce qui est, sans contredit, le plus haut point de lumière où la médecine puisse aspirer. Il découvrit dans le pouls deux déterminations générales, très-sensibles au tact, dont l'une indique le pouls supérieur, c'est-à-dire, le pouls qui exprime les affections des parties supérieures du corps, et l'autre le pouls inférieur. Chacun de ces pouls, en conservant son caractère principal, reçoit une modification différente, selon l'organe ou l'émonctoire par lequel la nature se propose de produire une évacuation critique. Comme elle termine par là la plupart des maladies, on sent de quelle importance il est pour le médecin de connoître le but vers lequel elle dirige ses forces. Les principes de Bordeu lui donnoient cette connoissance précieuse ; et si, avec ce nouveau guide, la médecine n'en étoit pas plus sûre de guérir toujours, elle avoit du moins l'inestimable avantage de ne pas agir au hasard.

Les recherches sur le pouls étoient trop opposées aux idées communes, pour ne pas éprouver des contradictions. Depuis la découverte de la circulation du sang, par Harvée, sur laquelle Boerhaave sembloit avoir fondé son système médicinal, les médecins ne voyoient dans la plupart des dérangemens du corps humain, que des obstacles au mouvement progressif du sang, et au cours uniforme des humeurs. Le moyen le plus propre à diminuer ces obstacles, étoit de diminuer la masse du sang. Ce secours trop prodigué étoit restreint par les principes de Bordeu, à un plus petit nombre de cas; ces principes ramenoient à la médecine expectante, présentoient de nouvelles vues à suivre, de nouvelles tentatives à faire, et sur-tout beaucoup d'abus à corriger. Il n'en falloit pas tant pour alarmer l'amour propre de ceux qui ne voyent dans les découvertes d'autrui, qu'une espèce d'empire auquel ils tâchent, autant qu'ils le peuvent, de se soustraire.

Bordeu étoit dédommagé des contradictions qu'il essuyoit de la part des médecins, par les suffrages du public; suffrages qui, pour n'être pas toujours éclairés, n'en flattent pas moins celui qui les reçoit. Le public observe, à l'égard des opinions nouvelles, une conduite toute opposée à celle des savans.

Ces derniers considérant une opinion nouvelle comme une entreprise faite contre leurs domaines, ne se rendent que le plus tard qu'ils peuvent, et ne se soumettent au joug d'une nouvelle vérité, qu'après avoir bien vérifié les titres de celui qui l'annonce. Le public, au contraire, n'ayant point à faire le sacrifice de son amour propre, et son goût pour la nouveauté ayant tout à gagner, adopte avec transport tout ce qui en porte l'empreinte. Aussi prompt à exagérer ce qui le flatte, qu'à exténuer ce qui le choque, il trouva dans les recherches sur le pouls, des merveilles que l'auteur ne prétendoit pas y avoir mises. Il l'érigea aussitôt en prophète qui devinoit tous les maux, et savoit par conséquent les guérir. Car cet axiome, qu'un mal qu'on connoît est à moitié guéri, est assez assorti à la logique du vulgaire; et si on doit être étonné de quelque chose, c'est de voir des médecins, même célèbres, en faire une maxime fondamentale de l'art de guérir.

Ainsi Bordeu se trouva placé entre les applaudissemens du public, et les critiques de ses concurrens ; alternative dangereuse, qui fait presque toujours acheter, à celui qui s'y trouve réduit, une triste célébrité, aux dépens de son repos ; et dans laquelle on a souvent ce désavantage, que l'envie vous poursuit encore long-temps après que les panégyristes vous ont oublié. Heureux ! si de la critique de l'ouvrage, ne passant point à celle de la personne, elle ne parvient point, dans son activité, à allumer de ces haines funestes dont tant d'hommes célèbres ont été les victimes ; haines si humiliantes pour l'esprit humain, qui sont le délire de la raison, et que l'histoire ne doit pas craindre de rappeler, pour rendre les hommes plus sages, comme les Spartiates montroient à leurs enfans, pour les porter à la tempérance, des esclaves plongés dans l'ivresse et rendus stupides par le vin.

Toute la prudence humaine ne sauroit quelquefois faire éviter ce malheur ; la seule ressource qui reste alors, après l'innocence, c'est le courage de le supporter. Bordeu, en butte à la haine, ne lui opposa que la tranquillité d'une ame pure, et, ce qui est encore moins propre à la désarmer, un usage toujours plus éclatant de ses talens. L'inoculation venoit d'être connue et pratiquée en France. Des Français avoient été apprendre cette méthode chez une nation voisine et rivale, qui en avoit donné le premier exemple à l'Europe. Un prince en France (1) donnoit le plus puissant de tous. Cela ne suffisoit point à ce corps dépositaire des lois, qui se croit astreint à veiller sur la sureté des citoyens. Il crut, avec raison, dans une affaire qui intéressoit

---

(1) Le duc d'Orléans eut le courage de faire inoculer ses deux enfans, et le savoir de Tronchin, qu'il honora de sa confiance, étoit très-propre à le justifier. La médecine moderne doit entr'autres choses à ce médecin célèbre, d'avoir répandu cette pratique utile.

si fort l'humanité, devoir consulter les lumières de la Faculté de Médecine de Paris. Bordeu, comme tous les autres membres qui la composent, se trouvoit, par l'arrêt du parlement rendu à ce sujet, en droit de dire son avis sur l'inoculation.

Il le fit dans un ouvrage qui n'est pas seulement intéressant par la manière dont le fond de la question y est traité, mais encore par une infinité de traits, d'anecdotes et de détails aussi variés qu'instructifs, dont il a su l'embellir. C'est un tableau philosophique de l'histoire de la médecine, dans lequel, en exposant les diverses opinions de toutes les classes de médecins qui l'ont partagée, il fait voir que, par une conséquence nécessaire de leurs principes, toutes ces classes doivent admettre l'inoculation. Toutes, selon cet auteur, tirent du fond même des différens systèmes auxquels elles sont attachées, des raisons plus ou moins plausibles, en faveur d'une méthode aussi singulière que la maladie qui en est l'objet.

La petite vérole, ce fléau contagieux que les anciens ont eu le bonheur de ne pas connoître, qui désole nos contrées depuis plusieurs siècles, semble n'avoir rien de commun avec les autres maladies auxquelles l'humanité est sujette. Celles-ci, nées avec l'homme, sont une suite évidente des altérations d'une machine foible et fragile, altérations toujours proportionnées à l'abus que nous faisons des moyens que la nature nous a indiqués pour la conserver. Ces maladies se reproduisent toutes les fois que les causes de ces altérations peuvent s'exercer sur nos organes. La petite vérole attaque indistinctement tous les âges, l'individu foible comme le fort, l'homme tempérant comme l'homme dissolu; c'est un glaive continuellement suspendu sur leur tête, qui menace également l'innocent et le coupable, dont les effets ne sont pas même annoncés par les excès qui nous attirent la plupart de nos maux ; qui moissonne avant le temps l'espoir des familles, et qui, lorsqu'elle est moins meurtrière, flétrit presque toujours la beauté, dans le sexe qui en attend son bonheur et son existence, et attaque dans l'homme les sources de cette vigueur qui fait l'ornement du sien. Mais si les atteintes de la petite vérole sont cruelles, bien différente en cela des autres maladies qui se communiquent par le contact, elle ne les fait éprouver qu'une fois ; son venin ou demeure dans l'inaction, ou s'épuise la première fois qu'il agit. Enfin, tel est le caractère de cette affection bizarre, qu'il faut aller au-devant d'elle, pour se soustraire à sa violence, et la chercher avec le même soin qu'on évite les autres.

Ce moyen d'adoucir les redoutables effets de la petite vérole, quoique justifié par l'expérience, a paru le comble de la folie à des esprits sur qui les préjugés ont sans doute plus de pouvoir que la vérité. Ceux qui savent la démêler à travers les prestiges des usages, de l'éducation et des mœurs, n'ont pas manqué de l'apercevoir. Des médecins de la plus grande réputation ont reconnu les avantages de l'inoculation, plusieurs gouvernemens sages l'ont adoptée, les philosophes, dont le devoir est de les éclairer, en ont fait l'objet de leurs spéculations. La Condamine la prona et la défendit avec ce courage que le desir d'être utile à ses semblables peut seul inspirer, et qui lui fit chercher la vérité jusqu'aux extrémités du monde, à travers les dangers de toute espèce, et avec des fatigues incroyables. Un autre philosophe dont les talens honoreront à jamais la France, et digne, à toutes sortes de titres, de diriger l'opinion publique, s'occupa à fixer l'idée qu'on devoit avoir de l'inoculation (1). Plusieurs médecins de la Faculté de Paris se déclarèrent en faveur

(1) Voyez les *réflexions sur l'inoculation.* Mélanges de litt. d'hist. et de phil. tom. 5.

d'une méthode étrange, si l'on veut, mais que les faits devant lesquels la raison doit toujours se taire, tendoient de toutes parts à établir. Son origine à la vérité ne lui étoit pas favorable; elle n'a pas été transmise à l'Europe par des nations éclairées. On auroit du faire attention que l'intérêt et la nécessité qui lui avoient donné naissance, sont peut-être encore plus clairvoyans que le savoir des peuples polis. Cette méthode est née chez des peuples réduits à faire plus de cas de la beauté de leurs enfans que de leur vie. Ils se trouvoient souvent frustrés des ressources qu'ils attendoient de la première, par les ravages de la petite vérole. Ils crurent qu'elle braveroit mieux les effets de cette contagion, si elle y étoit exposée dans un âge où les impressions physiques s'effacent aisément. Leurs essais leur apprirent bientôt que le moyen de garantir l'une, étoit aussi celui de sauver l'autre. Ce seroit être plus barbare qu'eux, de ne pas les imiter, et de rejeter une vérité utile, par un vain mépris pour la main qui nous la présente.

En supposant la vérité des faits sur lesquels on fondoit les avantages de l'inoculation, Bordeu faisoit donc voir qu'aucun médecin, quelle que fût sa doctrine, ne devoit balancer à l'admettre. Dans son examen, il n'est pas tellement plein de son objet principal, qu'il ne laisse entrevoir qu'il y en a de personnels qui l'occupent; en parcourant les fastes de la médecine, il semble traîner par-tout le trait sanglant qui le blesse : il s'arrête souvent sur les querelles qui l'ont déshonorée; et ensuite, détournant la vue de cet objet odieux, il la promène sur d'autres moins tristes, avec le contentement qu'ils sont dignes d'inspirer. Il n'en est point de plus propre à soulager une ame oppressée, que la vue de son pays. Dans un article de son livre, il fait avec complaisance l'énumération des médecins qui ont illustré le sien par leurs talens. Beaucoup d'entr'eux, n'ayant rien fait pour l'instruction de la postérité, n'ont eu que le mérite moins brillant, mais plus solide, d'avoir de leur vivant bien servi leur patrie. Néanmoins Bordeu les loue tous avec une candeur bien capable de faire rougir l'envie, qui refuse presque toujours aux talens les plus avoués la justice qu'ils méritent, ou qui du moins marchande si sévèrement avec eux sur les éloges qu'ils lui arrachent.

Ces médecins sont le sujet d'un entretien que Bordeu dit avoir eu autrefois avec un vieux médecin qui exerçoit son art avec plus de succès que de gloire, dans une vallée des Pyrénées, voisine de l'Espagne. Dans cet entretien, qui est un modèle d'une naïveté piquante, ce vieux médecin, franc et simple, nourri des préceptes des anciens, *et qui soupoit le soir avec le lait d'une chèvre noire, d'après le conseil de Galien et d'Avicène*, n'a pas toujours pour les modernes le plus profond respect, non plus que pour les thèses des Universités, *dont il s'étoit fait un paravent pour l'hiver.* Après avoir montré à Bordeu sa bibliothèque, qui n'est pas considérable, et en avoir pris occasion de lui dire son sentiment sur le petit nombre d'auteurs qui la composent, à peu près comme dans Dom Quichotte, le curé et le barbier épluchent la bibliothèque du héros de la Manche, il le conduit dans son cabinet d'histoire naturelle, qui est beaucoup plus riche. Ce cabinet est l'immense chaîne des Pyrénées, tableau vaste et sublime dont toutes les parties portent à l'esprit des idées grandes et assorties à la nature des objets qui les font naître. C'est sur la cime élevée de ces montagnes que ces deux médecins vont approfondir les principes de leur art, et se livrer à des réflexions qui prennent nécessairement le caractère des lieux qu'ils parcourent; en admirant la beauté et la variété des trésors que ces contrées étalent aux yeux, ils s'entretiennent de ceux qu'elles renferment dans leur sein ; ils cherchent avec une curiosité philosophique la source foible et incertaine des fleuves qui portent la fertilité dans les plaines de l'Aquitaine. Rien n'échappe à leurs regards ; la formation lente des vallées, par-tout proportionnées à la rapidité et à la grosseur des torrens qui les arrosent, leurs aspects variés, leurs productions et leur température, toujours en contraste avec la pointe glacée et blanchie par la neige des monts qui les dominent ; ces énormes masses de rochers escarpés ou couverts de forêts et de plantes bienfaisantes, et dont les ruines portent encore l'empreinte du plan sur lequel la nature les forma, sont le texte inépuisable de leur entretien.

Bordeu se délassoit des fatigues de sa profession et des peines que ses succès lui attiroient, à tracer la peinture de ces grands objets. Il semble chercher un asile contre l'envie qui le poursuit, dans ces lieux inaccessibles à l'ambition et aux autres passions qui tourmentent ailleurs les hommes. En effet, si la haine peut donner quelque relâche, elle doit expirer sur ces régions élevées au-dessus des orages, où l'homme exempt des besoins imaginaires ou factices, ne dispute rien à l'homme; où l'ame raffermie par les puissantes impressions d'un air pur, et livrée au seul sentiment d'une douce existence, dédaigne la tyrannie des vains préjugés, et semble ne reconnoître d'autre empire que celui de la nature.

Quelque temps après Bordeu donna au public un ouvrage qui étoit nécessaire peut-être à l'explication et au développement de tous les autres. Ce sont les *Recherches sur le tissu muqueux*, ouvrage court, mais dans lequel les vérités se pressent. Les principes qu'il y établit nous ramènent à la doctrine des anciens, obscurcie et presqu'anéantie par les hypothèses de la médecine moderne. La découverte de la circulation du sang, sur-tout, avoit un peu trop tourné les idées de celles-ci vers la saignée; elle lui faisoit regarder la fièvre comme une maladie, au lieu que les anciens la considéroient comme un instrument salutaire : elle confondoit le vrai point de vue sous lequel on doit envisager les fluxions, les catarres, les maux de gorge et de poitrine. Bordeu rectifie les nouvelles opinions sur tous ces différens objets, et fait voir, par des observations et par des raisons tirées de l'organisation du tissu muqueux et de la disposition mécanique de ses différentes dépendances, que toutes les affections qui ont leur siége dans les départemens supérieurs de ce tissu, sont plus avantageusement traitées par les vomitifs que par les saignées.

Le tissu muqueux ou cellulaire, que les anciens appeloient *tissu cribleux*, et que Stahl appelle *substance poreuse*, interposé dans tous les interstices des fibres, des muscles, des vaisseaux, des nerfs et de toutes les autres parties, dissipe l'obscurité des dogmes anciens, et nous accoutume à les trouver moins absurdes, en nous les faisant mieux comprendre. Plusieurs aphorismes d'Hippocrate supposent entre certains organes une communication que l'anatomie commune désavoue, et sur cette raison on les rejetoit comme faux, quoique les faits et l'histoire des maladies en attestassent la vérité. La nature et l'étendue du tissu cellulaire mieux connues, ont fait disparoître tous les doutes. On sait à présent que par son moyen tous les organes étant unis, par des rapports plus ou moins intimes, peuvent se transmettre l'un à l'autre les différentes humeurs, les recevoir en dépôt, et se communiquer réciproquement toutes leurs affections. Mais quoique ce tissu enveloppe toutes les parties, et se trouve répandu dans tout le corps, il y est inégalement distribué : ici ses lames ne présentent qu'une expansion superficielle; là il est jeté par de grandes masses destinées à servir de réservoir à la graisse, à fournir un soutien aux viscères, à remplir les vides considérables et choquans, et donner à tous les organes ces contours et ces formes agréables dont ils tirent leur beauté. Outre cette différente disposition du tissu cellulaire, il souffre plusieurs divisions de chacune desquelles dépend un plus ou moins grand nombre d'organes, et toutes ces divisions sont elles-mêmes subordonnées à une division générale qui partage tout le corps en deux parties latérales, depuis la tête jusqu'à la partie iuférieure du tronc, par une ligne assez sensible à la vue; de sorte qu'on ne doit plus être surpris, si, lorsqu'un des organes renfermés dans une division, est affecté, ceux-ci sont plutôt intéressés, que les organes d'une division étrangère.

La connoissance du tissu cellulaire a encore répandu quelques rayons de lumière sur les points les plus importans et les plus cachés de l'économie animale. On a lieu de croire que ce tissu, qui n'est qu'un corps gélatineux, percé, comme une éponge, d'une infinité de pores dans lesquels les humeurs peuvent circuler et passer librement d'un endroit à un autre; qui plonge et s'insinue dans toutes les parties, pour en suivre tous les détours et toutes les sinuosités, est une substance imparfaitement organisée, susceptible de toutes les formes, sans en avoir aucune; qu'instrument et matière immédiate de la nutrition, elle n'attend que le moment de prendre un caractère selon la nature de l'organe à l'accroissement duquel elle doit concourir. Ainsi dans cet ouvrage Bordeu a le double avantage d'avoir rendu la pratique médicinale plus sûre, et d'avoir agrandi la sphère des connoissances de la physique.

Les embarras d'une célébrité parvenue à son comble, et le tourbillon rapide dans lequel il étoit emporté, sembloient ne devoir plus lui laisser le calme nécessaire pour les productions de l'esprit. Mais ce genre de travail étant devenu un besoin pour lui, il lui donnoit les heures de délassement qu'il pouvoit dérober à sa pratique, et ses *Recherches sur les maladies chroniques* ont été le dernier fruit de ce travail. Il a cru devoir associer à la gloire qu'il en attendoit, Antoine Bordeu son père, et son frère François Bordeu, médecins de Barèges, qui lui ont fourni une partie des observations précieuses sur lesquelles cet ouvrage est fondé. D'ailleurs cette production devoit être le premier tome d'un journal suivi que Bordeu se proposoit de donner, dans lequel il auroit montré exactement quelles sont les maladies pour lesquelles on doit recourir aux eaux de Barèges, et la manière dont elles y sont traitées par les médecins qui dirigent ces eaux. Si ce plan avoit pu avoir son exécution, on auroit, sans doute, vu naître de ce concours d'observations, de lumières et de réflexions un corps de doctrine sur les effets des eaux minérales, que la médecine attendra peut-être long-temps.

Le discours qui est à la tête de ce volume présente une histoire des révolutions qu'a éprouvées cette branche de la médecine, par les changemens arrivés dans la religion, le gouvernement et les mœurs des peuples. Dans tous les temps il a fallu des remèdes aux hommes; mais les hommes, parvenus à ce degré de civilisation où un mélange de mollesse, de passions vives, de désirs continuellement satisfaits, et de goûts déliés et capricieux, donne aux organes une excessive délicatesse, et à leur sensibilité une tournure bizarre et vicieuse, ont spécialement besoin des remèdes qu'on va chercher au loin. Cet éloignement en augmente le prix (car il nous faut encore des illusions) et leur donne une importance qui, en fixant notre ame, la distrait des objets habituels de ses affections, ou la réveille, quand elle est plongée dans les apathiques langueurs de la satiété et de l'ennui. Indépendamment des effets propres des eaux minérales, l'agitation d'un voyage, et ce changement subit de sensations que doivent opérer un nouvel air, de nouveaux alimens, de nouvelles connoissances, et de nouveaux plaisirs, sont très-propres à lui imprimer une secousse capable de changer ses rapports actuels, et de la remettre dans son assiette naturelle.

La religion et la situation politique des Grecs et des Romains, durent leur rendre les eaux minérales un remède d'autant plus familier que, si l'étendue de leur empire leur offroit des routes faciles et sûres pour les conduire à leurs différentes sources, celles-ci leur présentoient par-tout des images agréables, et les traces d'un culte fait pour charmer les sens et l'imagination. Mais lorsque celui qui ne cesse de leur imposer silence, et qui se propose d'anéantir l'homme pour l'élever à la perfection, commença à s'établir sur les ruines du paganisme, l'austérité recueillie d'une religion naissante ne permit plus de se livrer à des distractions qui rappeloient trop l'idée d'un usage profane. D'ailleurs la destruction de l'Empire romain, et l'établissement du gouvernement féodal, ayant rendu les peuples d'une province étrangers à ceux d'une autre, et les chemins impratiquables et peu sûrs, on perdit de vue les eaux minérales. La médecine étant en même-temps devenue ecclésiastique, parce que les prêtres étoient les seuls qui sussent lire et faire usage, par conséquent, du dépôt des connoissances anciennes, elle parut renoncer elle-même à ce moyen de guérison. Car les ecclésiastiques qui instruisoient et guérissoient à la fois les hommes, devoient être encore plus attentifs à nourrir leur piété dans la retraite, qu'à leur conseiller de ces voyages où elle a tant de risques à courir. Voilà, selon Bordeu, les principales causes du peu de célébrité des eaux minérales pendant quelques siècles. Elles n'ont recouvré leur ancienne vogue que lorsque la renaissance des lettres, en répandant les lumières et les connoissances, a fait rentrer la médecine dans les mains des séculiers, et que le système politique a pris une forme plus favorable au commerce et à la libre communication des peuples.

Bordeu fait aussi cette réflexion sur la révolution qui lia la médecine à la théologie, c'est que cette association ne fit qu'assurer et rendre plus marquée la limite qui séparoit déjà la haute médecine, des classes inférieures qui en dépendent. Celles-ci suivirent le sort des autres arts mécaniques, distingués par les bannières de leurs confréries, tandis que la première, incorporée dans les universités, eut part aux priviléges et aux distinctions des gradués. Le temps a amené à cet égard des changemens convenables et nécessaires. Mais si les honneurs doivent être communs aux hommes utiles, leurs fonctions doivent-elles être confondues? L'intérêt public n'exige-t-il pas que dans le concours des différentes personnes destinées à secourir un malade, un seul homme prononce lorsqu'il s'agit de maladies internes? Ne doit-ce pas être celui qui, préparé par de longues études aux combinaisons délicates d'un art très-difficile, est en état d'en embrasser toutes les ressources; qui, connoissant le cœur humain, et les passions qui l'agitent, sait dispenser à propos les craintes et les espérances; qui, digne par la gravité de son caractère et de ses mœurs, de répondre à la loi des hommes qu'elle confie à ses soins, peut leur servir de consolateur et de guide dans ces momens de trouble, où l'égarement de la douleur les dérobe à leurs plus chers intérêts; enfin qui, désarmé comme un juge, n'est pas moins respectable dans l'inaction, que lorsqu'il prescrit l'emploi de ces instrumens dont ceux qui le secondent sont les dépositaires, et dont ils pourroient, livrés à eux-mêmes, abuser à tout moment, par cela seul qu'ils les ont entre leurs mains (1)?

Ce précis des idées de Bordeu sur l'état constitutif de la médecine, peut faire voir jusqu'à quel point il avoit ce mérite rare, que Bacon (2) exige dans les médecins, de savoir s'élever quelquefois au-dessus des détails mécaniques de leur art, et saisir les rapports qu'il peut avoir avec

(1) Il faudroit ne pas connoître la trempe de l'esprit humain, pour ne pas voir qu'un chirurgien voudra toujours saigner, ou faire telle autre opération manuelle; et qu'un apothicaire sera toujours porté à donner des drogues, par la seule raison que machinalement, et sans nous en apercevoir, nous penchons toujours vers les idées qui nous sont les plus familières; le médecin est heureusement placé entre ces deux extrémités. D'ailleurs la loi, qui n'est jamais si sage que lorsqu'elle s'occupe plus à prévenir qu'à punir les crimes, ne pouvoit mieux faire que de mettre les ministres de santé dans une position qui les nécessitât à se surveiller l'un l'autre.

(2) *Medici toti non sint in curarum sordibus.*

les objets les plus relevés, tels que la législation et la morale. Ce que nous venons d'examiner ne forme qu'une très-petite partie de son ouvrage sur les maladies chroniques. Comme ce qu'il dit sur ce genre d'affections fait la base de sa dissertation sur les eaux minérales de l'Aquitaine, que nous avons déjà analysée, nous nous dispenserons d'en parler. Mais *l'analyse médicinale du sang*, qui forme la seconde partie de cet ouvrage, est une production aussi singulière, par la nouveauté des idées, que recommandable par la justesse et la profondeur des réflexions. Le but de l'auteur est d'établir une barrière entre la médecine et la chimie (1), et de faire voir que la manière dont les chimistes considèrent la constitution du sang, est toute différente de celle dont les médecins doivent

(1) Bordeu ne fait en cela que se conformer à l'idée de Stahl, qui, quoique un des plus grands chimistes qui aient paru, regardoit la chimie comme presqu'inutile à la médecine.

l'envisager. Les résultats des opérations chimiques sur le sang ne sauroient, d'après son opinion, conduire à aucune induction vraiment utile à la pratique médicinale. La chimie nous apprend seulement que ce fluide dans sa décomposition, présente divers principes, sans nous éclairer sur leur combinaison et ses effets, lorsqu'elle est soumise à l'influence du principe de la vie, qui doit beaucoup les faire varier selon les diverses affections dont il est agité (1).

En supposant que la chimie connût tous les élémens qui entrent dans la composition des corps, et les lois suivant

(1) Nous devons avouer cependant que la chimie, outre qu'elle a contribué à la perfection de plusieurs arts, fournit à la médecine plusieurs préparations plus commodes que les remèdes par lesquels les anciens y suppléoient. Les dernières découvertes ont répandu une nouvelle lumière sur le mécanisme de la respiration et la cause de la chaleur animale, et font présager avec beaucoup de fondement que ses travaux ultérieurs en répandront encore davantage sur plusieurs autres phénomènes de l'économie animale.

lesquelles ces élémens se combinent et s'arrangent pour les former, on conçoit qu'elle pourroit peut-être parvenir à imiter la nature dans la production des êtres inanimés. Mais son pouvoir ne s'étendroit jamais aux corps dans lesquels réside un principe de sensibilité, parce que ces corps ne doivent ni leur formation, ni leur accroissement aux qualités par lesquelles les chimistes considèrent les parties élémentaires de la matière. Le principe de vie qui anime les êtres organisés, bien loin de permettre aux corps dont il s'empare pour ses usages, de déployer leurs propriétés chimiques, les force au contraire de prendre les siennes. Ainsi les alimens qui nous soutiennent, s'ils étoient abandonnés à eux-mêmes, quelque mélange, quelque combinaison qu'on leur fît subir, ne produiroient jamais du chyle ni du sang; il faut nécessairement que le principe vital préside à leur décomposition, et leur imprime son sceau, pour les mettre en état de devenir partie de nous-mêmes. En passant par les différens organes qui les dénaturent, ils reçoivent divers degrés d'animalisation, qui leur ôtent leur caractère étranger, avant de se mêler au sang dont ils vont grossir la masse. Le sang est la matière commune dont la nature tire toutes les parties qui servent à la nutrition et à l'accroissement du corps, et les diverses humeurs qui s'en séparent dans les viscères, soit pour ses usages individuels, soit pour la reproduction de l'animal ; ce fluide fournit la salive, la bile, la lymphe, la graisse, la matière séminale, le lait ; et chacune de ces humeurs, contenues d'abord dans le sang, et versées ensuite dans les réservoirs qui leur sont propres, pour en sortir après y avoir reçu diverses préparations, et repasser dans le sang, ont des propriétés qui leur donnent plus ou moins d'influence sur la santé, le tempérament et les mœurs, selon qu'elles prédominent ou surabondent; propriétés dont l'examen appartient à la médecine, et ne sauroit être du ressort de la chimie. C'est ainsi que Bordeu analyse le sang, et le suit dans tous les changemens que l'activité animale lui fait éprouver; et on peut dire que si cette manière d'envisager cet objet est neuve, le développement et les détails que présente son ouvrage, décèlent par-tout l'esprit le plus étendu et le plus pénétrant.

Comme il ne suffit pas à tous les lecteurs qu'on leur offre une foule d'idées lumineuses et intéressantes, si on ne prend soin de leur donner un ordre qui les fasse saisir sans fatigue, peut-être quelques-uns désireront que Bordeu eût mis plus de méthode et de suite dans les siennes. Ce défaut tenoit à la trempe de son génie, qui voyoit tout à la fois, et à la multitude de ses occupations, qui ne lui permettoient point de s'arrêter long-temps sur le même objet. Aussi ces occupations, toutes glorieuses qu'elles étoient, et après lesquelles tant d'autres médecins courent si ardemment, étoient-elles depuis long-temps devenues pour lui un fardeau insupportable. Les dégoûts attachés à un art dont il sentoit à tout moment les bornes et l'insuffisance, malgré les avantages que pouvoient lui donner vingt ans de pratique et de méditations, ainsi que les premières atteintes d'une maladie dont il redoutoit les suites, le faisoient soupirer depuis long-temps après ce repos que les hommes se proposent toujours pour but dans leurs travaux, et auquel si peu d'entr'eux a le temps ou le bonheur de parvenir.

Il a éprouvé cette destinée dont son age, qui n'étoit pas fort avancé, une manière de vivre très-réglée, et une constitution de corps assez saine, sembloient devoir le garantir. Il est vrai que son ame trop sensible, prêtant peut-être aux événemens de la vie une importance qu'ils ne méritent point, avoit reçu des secousses violentes dont les impressions, sans doute, avoient affoibli ses organes.

Lorsque notre machine est ébranlée, et que les mouvemens qui la conservent, sont mal assurés, les humeurs qui la composent ne tardent pas long-temps à s'altérer. Bordeu se plaignoit depuis deux ans d'une humeur goutteuse, à laquelle la nature trop impuissante en lui, ou contrariée par ses affections morales, ne pouvoit point donner la direction que cette humeur doit avoir pour cesser d'être dangereuse. Il tenta vainement tous les moyens que la médecine a jusqu'ici mis en usage, pour l'attirer aux extrémités du corps, et l'éloigner des organes essentiels qu'elle menaçoit. Les eaux de son pays, dont il avoit fait la fortune, furent sans effet pour lui. Comme les remèdes ne sont efficaces qu'autant que la nature les rend tels, en secondant elle-même leur action, il sentit bientôt qu'il avoit peu à compter sur eux; de sorte qu'attentif aux impressions incertaines de l'humeur funeste qui le fatiguoit, et qui alloit frapper alternativement en lui toutes les sources de la vie, il croyoit à chaque instant toucher à son terme. Cet événement qu'il annonçoit lui-même d'après le sentiment intime qu'il avoit de son état, et d'après ses connoissances, qui confirmoient ce sentiment, arriva le 23 (1) novembre

(1) Une femme me fit dans ce temps-là une objection très-spirituelle et très-spécieuse : *pourquoi,* me dit-elle, *Bordeu, qui croyoit pouvoir prédire les événemens d'une maladie par le moyen du pouls, qui consulta le sien la veille de sa mort, et vous qui le lui avez touché, n'avez-vous pas prévu la funeste crise qui devoit se faire pendant la nuit.* Bordeu répond lui-même à cette objection dans son *traité du pouls.* Il dit que les crises annoncées par les modifications de cet organe n'ont pas toujours lieu, à plus forte raison l'état du pouls est-il éloigné d'indiquer le moment précis où elles doivent survenir. Cela est sur-tout vrai dans les maladies chroniques. Bordeu trouvoit depuis long-temps dans son pouls des motifs de crainte; la veille de sa mort ces motifs ne lui parurent pas plus pressans qu'à l'ordinaire. La connoissance du pouls est sans contredit insuffisante quelquefois, mais les médecins doivent sentir combien il est important pour le choix des remèdes, de connoître du moins en général les déterminations de la nature.

1776, et priva la France d'un des plus grands médecins qu'elle ait produits.

C'est ainsi qu'a été terminée la carrière d'un homme dont les écrits pourront peut-être consoler ceux qui cultivent la médecine, mais dont la personne manquera toujours à ceux qui ont joui des agrémens de son commerce. Sa conversation étoit vive, animée et dégagée de cet air de contrainte que lui donne nécessairement la prétention. Savant, sans chercher à le paroître, il ne se servoit de son savoir que pour donner à ses idées le degré d'autorité qu'il leur falloit, et ce qu'il avoit appris, en se mêlant à ses réflexions, avoit toujours l'apparence d'une nouvelle création ; ce qui a souvent fait dire à des personnes de notre connoissance, qu'elles n'avoient jamais eu un entretien avec Bordeu, sans en être sorties plus instruites qu'elles n'étoient auparavant.

Mais ce fruit qu'elles retiroient de sa conversation, ne coûtoit rien à leur amour propre. En les instruisant, il paroissoit emprunter d'elles les lumières qu'il leur communiquoit. Ne disputant jamais, parce qu'il étoit modeste, et qu'il connoissoit l'inutilité de la dispute, il fut toujours très-éloigné de donner à ses discours ce ton affirmatif qui auroit pu les affoiblir, et que la vanité mal-adroite cependant ne manque jamais d'employer. L'incertitude de nos connoissances naturelles l'avoit familiarisé avec le doute, cette disposition si convenable à la vraie philosophie, dont on trouve souvent des vestiges dans ses écrits, comme dans ceux de Montaigne, avec lequel il n'a pas peu de ressemblance par la profondeur de ses idées, par son style plus énergique que correct, et sur-tout parce qu'il semble plutôt converser avec son lecteur, que l'endoctriner.

Il est vrai que s'il avoit peu de confiance en son propre savoir, il ne croyoit pas facilement à celui d'autrui. Le vrai savoir lui paroissoit aussi rare que le savoir superficiel est commun ; et toutes ces connoissances élémentaires, aujourd'hui si répandues, qui peuvent, à la vérité, polir l'esprit, pourvu qu'elles ne servent point de fondement à un orgueil déplacé, il les regardoit comme un frivole amusement, plus propre à tromper l'ennui de quelques instans, qu'à contribuer aux progrès des sciences. En voyant ce grand nombre de cours dans tous les genres qu'on propose tous les jours, il disoit souvent : *Ne fera-t-on jamais un cours de bon sens*?

Malgré cette disposition et les lumières qu'il avoit sur tous les objets relatifs à la médecine, personne ne déféra jamais plus volontiers à celles d'autrui. Il avouoit même son ignorance à l'égard des choses communes de la vie, avec une ingénuité qu'on auroit pu prendre pour de l'affectation, si son caractère n'eût point été incompatible avec un tel raffinement. Nous lui avons quelquefois entendu dire, en riant, qu'il n'en savoit guère plus que ces peuples qui, selon la Condamine, ne savent compter que jusqu'à trois. Cette indifférence pour les affaires tenoit à un fond de désintéressement que peu de personnes ont porté peut-être aussi loin que lui; et nous pouvons assurer que dans la juste compensation qui doit être entre les services du médecin et la reconnoissance des malades, la supériorité s'est souvent trouvée du côté de Bordeu.

Quoiqu'il aimât ardemment cette gloire que donne une réputation justement méritée, quoiqu'il eût été plusieurs fois appelé à la cour, et qu'il fût honoré de la confiance de la plupart des princes et des grands du royaume, les illusions de l'amour propre n'altérèrent jamais en lui cette simplicité de mœurs qui convient si fort au génie. Ses succès fréquens dans l'exercice de sa profession n'ajoutèrent jamais rien à l'opinion qu'il pouvoit avoir de ses talens, ni même à celle qu'il avoit de la médecine. Le pouvoir de celle-ci lui parut toujours subordonné à celui de la nature. C'est pourquoi l'empirisme qui se flatte de la maîtriser, lui étoit suspect; il ne voyoit dans ses prétentions qu'une erreur dangereuse, lors même qu'elles n'ont pas pour objet d'abuser de la crédulité des hommes.

Trop attentif à examiner la marche de la nature, pour n'avoir pas appris à évaluer ses forces, il étoit pénétré de cette vérité, que s'il y a des maux que la médecine peut guérir, il y en a beaucoup qu'elle ne peut que soulager; que la médecine a autant de gloire à ne pas tenter de guérir les uns, qu'à opérer la guérison des autres; que trop souvent son ministère se borne à donner l'échange à l'impatience inquiète des malades, à composer avec leur imagination, et que beaucoup d'entr'eux, sur-tout ceux d'un certain rang, ont, selon la maxime à la vérité trop générale de Pétrone (1), encore plus besoin de consolation et d'amusement, que de remèdes.

Le médecin de la nature est indulgent

---

(1) *Medicina nihil aliud est quam animi consolatio.*

et modéré comme elle. Bordeu, regardant comme des inspirations et des oracles émanés de son sein ces goûts fantasques et capricieux que donne souvent la maladie, se faisoit un devoir de respecter jusqu'aux importunités des malades. Il avoit la plus grande condescendance aussi pour ceux qui les soignent, persuadé que dans le cours des soins assidus qu'ils leur rendent, la vérité qui ne se montre que dans des momens rapides et fugitifs que le médecin n'est pas toujours à portée de saisir, peut se découvrir à ces ames simples et sans principes, et que leur expérience peut quelquefois guider le savoir de la médecine. Enfin une conséquence naturelle de l'idée qu'il avoit de son état, le conduisoit à croire que si le médecin n'étoit pas toujours obligé de guérir, rien ne le dispense de l'obligation d'être toujours compatissant et doux. Aussi personne ne fut plus éloigné que lui du caractère d'un médecin de l'antiquité, nommé *Callianax*, dont le nom n'est connu que par les emportemens d'une humeur brutale, et qui répondit à un malade qui lui demandoit s'il étoit en danger de mourir, *Patrocle est bien mort;* réponse excusable dans la bouche d'Achille furieux et vengeant son ami, mais qui est le comble d'une férocité barbare dans celle d'un médecin tranquille et indifférent.

Il est très-difficile que notre caractère n'influe point sur nos opinions et sur notre conduite. Celui de Bordeu se trouva, par un heureux accord, très-conforme à celui que la raison exige dans un médecin. Conciliant et sage, ce qu'il eût fait pour ne point compromettre inutilement sa réputation, ou pour éviter ces vaines disputes qui sont le scandale de l'art, il le faisoit encore, parce qu'il croyoit suivre la véritable route que la nature indique : comme sa marche ordinaire est graduée, et qu'elle ne donne qu'avec lenteur à ses opérations la maturité qui leur convient, elle est ennemie de toute secousse trop brusque et trop inopinée.

C'est pourquoi Bordeu n'adopta jamais ces méthodes extrêmes (1) qui la tyrannisent sans la rendre plus docile ; il gémissoit en voyant ceux-ci glacer, ceux-là incendier les malades. Il crut toujours que dans la plupart des choses, mais sur-tout en médecine, on ne gagne rien à vouloir forcer les bornes naturelles dans lesquelles nous sommes resserrés ; et il a prouvé par son exemple et ses succès, que les conseils de la nature, comme ceux que Dédale donnoit à son fils, consistent à suivre toujours un juste milieu. . . . . . *Per medium tutissimus ibis.*

---

(1) L'abus qu'on faisoit de la méthode rafraîchissante lui fit ajouter, à la dernière édition de son traité du pouls, une dissertation sur les avantages des sueurs. C'est par le même motif qu'il avoit autrefois combattu la méthode féroce avec laquelle on traitoit la colique du Poitou, et qu'il se déclara toujours contre l'usage excessif de la saignée ; opération qui semble peu naturelle, mais que nos mœurs et notre habitude de manger beaucoup rendent nécessaire jusqu'à un certain point, et que la nature elle-même nous indique par les hémorragies spontanées auxquelles l'espèce humaine est plus sujette que les autres espèces.

PLAN DE CET OUVRAGE.

La médecine de Cos. Principes généraux de l'économie animale. Utilité générale des eaux minérales. La médecine pendant les premiers siècles de notre monarchie. Les moines l'exerçoient. L'état de ses parties ministrantes en ces temps-là. Obstacles à l'usage des eaux minérales. Effet des nouvelles découvertes sur la médecine. Travaux des médecins ecclésiastiques et membres des universités. Lustre qu'ils donnèrent à la médecine. Les eaux des Pyrénées. Journal de Barèges.

Le rapport des maladies longues ou lentes, avec les maladies promptes ou aiguës; la comparaison qu'on doit faire des unes aux autres; leur mécanisme à éclaircir; leur marche à suivre et à mettre en parallèle; leurs terminaisons; leur *curabilité* ou *incurabilité* exprimées par les mêmes caractères; les vues de traitement qui résultent de cette comparaison; tous ces objets enfin ont été trop peu approfondis jusqu'ici.

L'école de Cos se plut un moment à la description, à l'exposition et à la peinture historique de quelques maladies aiguës. Ces antiques monumens ont été respectés et admirés; mais peu de médecins ont essayé de pénétrer le plan et les véritables vues de l'auteur immortel de ces chefs-d'œuvre : plusieurs s'en sont moqués, ou les ont dédaignés. Le commun des praticiens s'est contenté de rester dans une sorte de vénération muette et religieuse, au sujet d'Hipocrate. Il y en a aujourd'hui qui en parlent souvent, sans avoir encore décidé en quoi consiste la médecine *hippocratique*; ni quel est son esprit ou son caractère essentiel.

Une assez pauvre tisane ou bouillie d'orge; l'eau de miel et de vinaigre qu'on affecte de préférer à nos boissons si variées; quelques apophthegmes généraux sur les crises, qu'on n'écoute point, ou qu'on ne suit, pour ainsi dire, que du bout des lèvres; des lieux communs sur les épidémies, l'air et les eaux : voilà, à parler vrai, à quoi se réduisent, dans notre siècle, les préceptes ou les documens de Cos. On n'en fait presque jamais l'application, ni à la théorie, ni à la pratique de l'art.

Il faut en convenir, les boissons dont on usait à Cos, celle que des membres de cette école vantèrent, sont aussi peu préférables à celles que nous employons journellement, que le seroit à notre nourriture avec des poulets, celle avec de petits chiens, en usage chez les Grecs. Nos remèdes sont plus traitables que les leurs : notre pratique ne s'arrête pas à la lenteur de leurs crises : elle ne prétend pas hasarder les événemens des maladies livrées à elles-mêmes; elle aime mieux hasarder ceux des remèdes ; et en cela l'impatience des malades est entièrement d'accord avec les vœux de la plupart des médecins.

A quoi servent donc pour ces praticiens et leurs cliens, ces beaux tableaux des épidémies ? Quel fut le but de celui qui en forma le projet ? En quoi mérite-t-il d'être imité ? Jusqu'à quel point est-il permis de s'en rapporter à lui ? Que prétendoit-il prouver, et que vouloit-il apprendre aux médecins ses contemporains et à ses successeurs ? Est-il possible de pénétrer le fond de son système, à cet égard, et d'en tirer quelque utilité ? Comment se mettre à sa place ou courir la même carrière que lui ? Quel rôle un médecin de nos jours auroit-il à jouer pour cela ? Quelqu'un essaiera peut-être de résoudre ces problèmes, d'une manière propre à les rendre dignes de l'attention de la multitude.

Quant au petit nombre de sages, *rari nantes in gurgite*, vraiment initiés dans l'art de guérir, et instruits de son étendue, pénétrés de son importance et de ses lois sacrées et invariables; amateurs décidés de la belle nature, ils ne perdront jamais de vue les peintures de Cos; ils les méditeront et les étudieront sans cesse pour leur usage, pour se nourrir de ces vérités qui sont comme non avenues pour tant de praticiens.

Hippocrate s'éleva, si on peut le dire, par une force au-dessus de l'humaine, jusqu'à la main du créateur qui pousse à leur fin tous les mouvemens de l'économie animale, dans la marche, les progrès et les événemens des maladies. L'agitation ordinaire des médecins et des malades les distrait et les détourne de ces vérités sublimes.

Les vrais enfans d'Hippocrate, contemplateurs curieux, comme lui, se plairont seuls à mettre à côté de l'histoire des *Meton*, des *Pytion*, des *Silene*, et autres malades des épidémies, celle des maladies chroniques rapprochées des aiguës. Ils sauront ce qu'ils ont à faire de ces histoires, et à quoi elles sont utiles en médecine, en quoi elles peuvent servir à un médecin philosophe.

Déjà quelques beaux génies ont ouvert la carrière, et laissé des esquisses propres à servir de modèles. Le cours entier de la vie a été regardé comme une sorte de maladie, qui a ses diverses phases et périodes, ses mouvemens variés, ses crises. Les âges, leurs révolutions ont été calculés sur le pied de mouvemens ou d'efforts critiques, accompagnés d'accidens plus ou moins actifs, douloureux, *maladifs*. La pulmonie a été partagée en trois temps ou degrés notables. On a suivi la goutte, la néphrétique, les hémorroïdes, dans leurs périodes. Les écrouelles ont été examinées suivant le même plan, etc.

D'après ces idées, on voudroit mettre en évidence, dans le cours de ces *recherches*, la marche ou les progrès des maladies chroniques; essayer de distinguer dans cette marche les temps d'irritation, de coction et d'évacuation; suivre les métastases ou les changemens des maladies chroniques, non moins assujettis à une règle fixe, que ceux des maladies aiguës. On désireroit pouvoir surprendre la nature préparant une maladie chronique, la développant, et faisant des efforts pour la terminer. On voudroit assigner les momens favorables pour agir, et ceux où il faut se livrer à l'expectation; prouver jusqu'à quel point il est vrai qu'une maladie chronique doit, pour se terminer, devenir aiguë, et qu'ainsi que les plus aiguës, les chroniques ont leurs crises, leurs redoublemens, leurs évacuations, leurs temps de calme, de repos, d'intermittence, de rémittence; leurs momens de résistance aux remèdes, leurs temps de maturation, de douceur, de facile *réductibilité*, leur *curabilité* et leur *incurabilité;* leur sujétion à la nature des tempéramens, et aux grandes secousses des âges, des saisons, des variations de l'atmosphère; leurs rhythmes particuliers du pouls, leurs urines, leurs évacuations, leur admirable dépendance des passions. On insisteroit beaucoup sur ces causes morales, plus efficaces souvent que les physiques, plus dociles à saisir, plus importantes à observer que les révolutions purement corporelles. Tel seroit l'objet de ces essais.

Ils en ont d'abord exigé d'autres sur le fonds de l'économie animale, sur la vie et ses fonctions, sur le mécanisme ou la manière d'être des maladies dans le corps vivant. On a cru devoir donner la préférence à une théorie moins éloignée de celle des anciens, que ne le sont les notions courantes sur la circulation, sur les petits vaisseaux, sur les globules du sang, et tels autres dogmes des écoles modernes, appelés le système des mécaniciens.

Il n'est que trop vrai : plus ce système plaît aux esprits superficiels, et nourris dans les principes physiciens, moins il entretient et fait naître le goût de la vraie médecine. Or, sans ce goût, il n'y a plus d'art; il se réduit à d'inutiles et trop faciles détails anatomiques, mécaniques, physiques, économiques : aussi quels ouvrages pour la médecine, que ceux qui sont établis sur de pareilles explications, et suivant la logique des académies !

Les médecins doivent s'en défier et s'en garantir, sur-tout dans notre siècle, où l'amour de l'histoire naturelle, de la chimie, de l'anatomie, des dictionnaires, des collections répand tant de fausses lueurs, et fait tant d'illusion aux lecteurs qui n'y regardent pas d'assez près. Les médecins sont faits pour planer au-dessus de ces connoissances, et pour les contenir dans leurs bornes, en ce qui regarde l'économie animale et ses dérangemens : ils doivent éviter de fatiguer leur mémoire, d'étouffer leur jugement, et d'user leur attention par ces immenses amas de petites connoissances, et de nomenclatures, à quoi se réduisent toutes les sciences physiques.

Les anciens systèmes de médecine eurent des côtés beaucoup plus heureux que les modernes. Ces derniers ne brillent que dans les académies, sur les chaires entourées d'enfans et de curieux, dans les assemblées du grand monde, et même sur les traiteaux, et dans les livres, que tout le monde veut juger. Les élémens de la médecine ancienne s'apprennent et s'éclaircissent auprès des malades, dans les hôpitaux, et dans le commerce des hommes valétudinaires, dans la méditation, dans l'étude des phénomènes particuliers aux divers tempéramens, aux passions, aux talens, aux positions particulières où se trouvent les hommes, à leurs habitudes ; enfin la médecine s'apprend dans les vieux auteurs, ennuyeux pour les physiciens, qu'il faut étudier pour les entendre, et auxquels on ne peut appliquer ni le calcul, ni le compas, ni les expériences amusantes, qui arrêtent les passans.

On a puisé, dans ces sources antiques et sacrées, les premières notions sur la sensibilité, la mobilité, l'activité essentielles à la première fibre de chaque animal, à sa première partie constitutive. Eclairée et relevée dans l'homme par l'action de l'ame, cette fibre et ses appartenances placent le corps humain, encore plus que ceux des autres animaux, au-dessus des machines inanimées soumises aux révolutions purement corporelles, que *l'animalité* comporte à peine.

On a appris à regarder le corps vivant comme un assemblage de divers organes, viscères et autres, qui jouissent chacun d'un sentiment et d'un mouvement particuliers, d'une disposition décidée pour tel sentiment et tel mouvement; d'où résultent l'accord et l'harmonie de toutes les actions particulières qui concourent à la vie générale, et qui toutes dépendent plus ou moins évidemment du sentiment et du mouvement dévolus à la fibre animale de chaque individu.

On s'est cru obligé d'insister sur l'action des régions précordiale et épigastrique, mieux connues des anciens philosophes que des médecins, et que *Van-Helmont* regarda comme le trône de son grand *Archée*. Nous y plaçons le siége, l'aboutissant, l'appui de presque tous les efforts corporels, de presque toutes les sensations, le jeu et les orages des passions, les effets de divers appétits, ceux de tout ce qui s'avale et va se rendre à l'estomac. Ces régions sont le foyer des maladies *épigastriques, diaphragmatiques, trachéales, stomachiques*, plus ordinaires qu'on ne peut le dire : elles forment un centre non moins remarquable que la tête, pour le cours et le développement des forces nerveuses qui sont toujours plus ou moins dirigées vers la région *épigastrique* et la *précordiale* : fait important méconnu des anatomistes, mais prouvé par le sentiment de tous ceux qui savent se consulter eux-mêmes, et explicable par la singulière allure des nerfs épigastriques.

On a considéré le corps vivant comme étant formé de deux moitiés égales et symétriques, adossées, et pour ainsi parler collées vers son axe, de manière que les parties du même côté se communiquent souvent de haut en bas, et en ligne directe, du foie à l'épaule et à la jambe droites, de la rate à l'épaule et à la jambe gauches. Les anciens l'avoient très-bien observé, et les modernes l'ont beaucoup trop négligé.

On a vérifié, toujours d'après quelques aperçus des maîtres de Cos, que le corps est aussi partagé par un plan qui suit la position horizontale du diaphragme, et qui coupe l'axe en deux parties, supérieure et inférieure, lesquelles se contrebalancent continuellement par la résistance qu'oppose la masse des entrailles à la dépression du diaphragme : cette résistance intestinale cause en effet des phénomènes étonnans pour ceux qui savent les apercevoir et les calculer.

On a vu chaque organe, même ceux qui paroissent de très-peu de conséquence, jouir dans l'ordre et l'enchaînement des fonctions de son département, de son étendue d'action, plus ou moins sensiblement exprimée. C'est ce qui constitue les rapports de ces organes plus ou moins évidens, et ce qui aide à déterminer ceux qui sont congénères, qui agissent en même temps pour le même objet, et ceux dont les actions se croisent ou se détruisent mutuellement.

On a sur-tout pris pour un des principaux ressorts de l'économie animale, ces forces connues par de grands hommes, sous le nom de *centripètes* et *centrifuges*, qui ne sont que l'effort que les parties extérieures font contre les intérieures, et réciproquement. Ces efforts ou cette action et réaction, paroissent dans toutes les fonctions générales, comme dans un accès de fièvre ou de colère : les forces commencent par se concentrer et amènent avec elles les humeurs vers l'intérieur, d'où elles sont ensuite repoussées à l'extérieur;

ce qui forme une sorte de flux et de reflux importante à remarquer.

On a vu, avec de bons observateurs, et à peu de chose près comme les anciens, que le corps entier se réduit, en dernière analyse, à un amas de substance muqueuse, albumineuse, l'élément nourrissant tout végétal, tout animal, et qui n'est que l'extrait des alimens diversement travaillés. Cette substance disposée comme une éponge en couches, lames et cellules, forme le tissu muqueux ou cellulaire, dans lequel s'attachent, s'implantent et se nourrissent tous les organes, toutes les parties fibrillaires et nerveuses, les productions ou les alongemens de tous les vaisseaux, qui ne sont eux-mêmes que des tuyaux ou des cylindres cellulaires, plus ou moins spongieux et criblés d'une innombrable quantité de voies où s'insinuent les humeurs.

On a suivi dans ce corps cellulaire les esquisses ou les dessins des départemens, les bornes des forces qui se compriment mutuellement, et qui, gravitant pour ainsi dire les unes contre les autres, établissent dans toutes les positions l'équilibre nécessaire aux mouvemens si diversement variés, dont le corps vivant est continuellement agité. Ces mouvemens sont dus aux efforts inextinguibles dans la partie sensible, et ils sont réveillés et entretenus par les variations de l'atmosphère, par l'impression de toutes les causes physiques, alimens et autres, par les affections de l'ame, pendant la veille et le sommeil, en santé et en maladie. Sans cesse le corps tremble, frémit, s'agite jusque dans le plus profond de ses moindres parcelles; ces frémissemens sont sans cesse gradués et dirigés pour entretenir la régularité et l'ordre des fonctions, et ils sont foncièrement soumis au principe de sensibilité qui dirige tout par des lois fort différentes de celles qui président aux mouvemens des corps morts et sans ame.

On a aussi suivi dans le même corps cellulaire les divers torrens d'humeurs aqueuses et autres, qui, ainsi que les nuages dans l'atmosphère terrestre, forment les amas, les courans, les dépôts, les congestions, et en général les causes matérielles, et les résidus de presque toutes les maladies et de leurs crises. Ainsi chaque partie a paru nager continuellement dans un atmosphère de sérosité, et y exister à la manière de ces insectes poissons si nombreux dans certaines liqueurs. Les inflammations même ont paru siéger dans ce tissu, qui, lorsqu'il est étranglé par quelque stricture et échauffé par une collection extraordinaire de chaleur et de sang, forme les centres, les noyaux où la matière inflammatoire se travaille, où l'orage se couve et se développe en étendant le tissu cellulaire en tout sens, en l'arrondissant, le déchirant, le suppurant, le fournissant du suc nourricier surabondant; ce qui n'a jamais lieu sans que la fibre nerveuse soit de la partie; car une brûlure inflammatoire et spontanée est bien différente d'une simple brûlure par cause externe.

On n'a pu se lasser de contempler (après le système nerveux dont le bulbe où le cerveau et la tige spinale envoient des productions pour aller embrasser et régir tout le corps) le système vasculeux dont le cœur est le bulbe et le centre d'où partent des torrens de chaleur et de sang, qui vont, en s'étendant dans les artères, croupir, flotter et se perdre enfin dans le tissu muqueux, d'où une partie du sang revient au cœur par les veines. Les anciens, sur ce point, avoient pressenti ou effleuré le but. Les modernes ont répandu la plus vive lumière sur ce grand cercle vasculeux. Mais les anciens n'en connoissoient pas moins l'influence et l'irradiation singulière du cœur sur toutes les parties, la vivification du sang dans le poumon, sa chaleur éthérée dans les artères, sa différence d'avec le sang veineux; ils connoissoient les transports, les croupissemens, les écarts des humeurs, les flux et les reflux que la nature sait, au besoin, leur faire éprouver, les rhythmes invariables par lesquels le système artériel, régulièrement agité par la force tonique et sensible de toutes les parties nerveuses, prévient, annonce et suit les diverses fonctions, les affections des organes principaux, les transports des liqueurs vers le haut ou le bas du corps, du côté droit ou du côté gauche. Il nous a fallu revenir sur toutes ces vérités et celles qui en découlent. Les modernes les avoient traitées trop superficiellement, en se livrant sans retenue aux idées de quelques maîtres de Cos, qui comparoient le corps à un peloton de vaisseaux, et ses mouvemens à ceux de la roue des potiers. Il est évident que le genre vasculeux est souvent interrompu par le tissu muqueux, ainsi que le mouvement circulaire du sang l'est dans ce tissu et même dans ses vaisseaux. Il est évident que le grand mouvement circulaire des gros vaisseaux, comparé aux grands mouvemens des astres, est entrecoupé par beaucoup de petits cercles dont on retrouve aussi l'image dans la marche des planettes, dans ce qu'on nomme les épicycles.

Ces principes généraux sur lesquels le goût des médecins a déjà été pressenti à plusieurs reprises, et sur lesquels aussi quelques-uns d'entre eux se sont expliqués favorablement, servent de fondement à une théorie qui paroît embrasser celle de Cos, celle des anciens méthodistes et galénistes, celle de Van-Helmont et celle de Stahl, systèmes un peu excessifs chacun en particulier, ou lorsqu'on s'en tient à un seul, mais dont la combinaison et le mélange sont plus près de la nature que le système des asclépiadiens et des mécaniciens anciens et modernes. Ce n'est pas qu'il soit permis de refuser à ce dernier un petit nombre de belles et d'utiles vérités ; mais qu'il est à redouter par l'éloignement qu'il fait naître pour la médecine ancienne, et par le trop de confiance qu'il inspire pour quelques vérités physiques et hydrauliques, et encore par la facilité avec laquelle il se laisse violer! Il fournit, en toute occasion, de vains prétextes aux esprits entreprenans, éblouis de quelques connoissances aussi maigres et aussi courtes qu'elles coûtent peu à acquérir. Combien les mécaniciens sont loin de connoître *l'animalité* qu'ils ont, sans pudeur, osé expliquer par les lois réservées aux machines mortes et sans ame!

Enfin cette théorie générale, ou cette anatomie vraiment médicale, qui consiste à peindre et à développer l'organisme ou les mœurs et usages de chaque organe, appliqué à ses fonctions par un instinct et un sentiment particulier, est exposée dans ce *premier volume*. On y a joint un essai sur la chimie animale, sur les mouvemens intérieurs auxquels sont sujettes les liqueurs, et sur les effets que ces changemens et les divers miasmes ou poisons occasionnent dans l'économie animale, soit dans l'état de santé, soit dans celui de maladie. C'est le résultat des remarques qui ont pu être faites sur cette science ou cette histoire des liqueurs vivantes.

On prétend fournir quelques secours aux chimistes qui, jusqu'ici, n'ont pu prononcer sur la nature des liqueurs animales, telles qu'elles se comportent dans le corps vivant, non plus qu'ils ne peuvent juger des qualités d'un métal sur lequel ils ne feroient leurs expériences que lorsqu'il est privé de son phlogistique, ou réduit en *caput mortuum*. La chimie du corps vivant est la seule nécessaire aux médecins. Mais ils doivent commencer par l'histoire des parties solides, par l'examen des mouvemens de la fibrille sensible, toujours agissante, toujours animée, tant qu'elle est l'objet de la médecine.

Il faut des remèdes aux hommes; ils ont besoin de secours dans leurs maux et leurs incommodités, même dans les maladies *inguérissables*. Celui des médecins grecs, qui mit en avant que les maladies incurables ne regardent pas la médecine, ou n'appartiennent point à l'art, en rétrécit trop les bornes; il proféra un affligeant apophthegme qui ne peut avoir une approbation entière que de la part des mélancoliques désespérés et privés de la raison. Les médecins romains connoissoient mieux les lois de l'urbanité et l'étendue de leurs devoirs, lorsqu'ils disoient que tous les hommes sont infirmes et malades : ils ont tous besoin de l'art de guérir, de l'art de vivre, et on peut le dire, de celui de mourir. La privation de tout secours pour les malades, seroit encore plus terrible que l'abus effréné et superstitieux des médicamens ; écueil notable cependant, et dans lequel tombent beaucoup de gens de tous les états.

Alexandre se vit exposé aux murmures de son armée qui manquoit de vivres et de médicamens : il trouva bientôt le moyen de faire distribuer aux soldats des vivres et des médicamens. Il en faut dans tous les temps. La famine de médicamens deviendroit aussi cruelle que celle de pain. Celui qui a dit que la médecine est un fléau pour l'espèce humaine, n'a rien dit qui vaille : il ne s'est pas aperçu que le vrai fléau de cette espèce, et celui de tous les animaux, c'étoit, non la médecine, mais le besoin qu'en ont les êtres sensibles. Il faudroit donc s'en prendre à la nature, et non à la médecine : elle cherche à pourvoir à ce besoin ; ainsi elle est de première nécessité dans les sociétés. Quelque rang qu'on veuille lui donner, il faut toujours qu'elle y soit. Elle est l'unique ressource des infirmes et des valétudinaires ; elle veille sur ceux qui jouissent de la plus brillante santé dans tous les âges. Elle peut opérer de grands maux ; mais elle produit de grands biens journaliers ; elle guérit, elle console, elle nourrit l'espérance et la confiance des peuples.

On peut défier les plus impudens cyniques d'oser soutenir qu'une société d'hommes peut exister sans les secours de la médecine. Platon, qui ne vouloit pas des médecins dans sa République, n'en auroit pu bannir la médecine. Platon le divin ainsi que le sage Caton s'étoient un peu livrés à leurs préjugés contre les médecins, qui apparemment évaluoient et contenoient le docte et sage orgueil de ces philosophes : il y a à gager que la petite bouderie de ces derniers n'étoit qu'un rendu. Jamais les philosophes n'ont pu en imposer aux médecins qui vont droit aux causes. Hippocrate fut appelé par les Abdéritains pour juger de quelques traits de singularité trop marqués dans la conduite et les propos de Démocrite. Ce fut la médecine qui jugea la philosophie : les philosophes auroient tort de l'oublier.

Les divers moyens que la médecine met en œuvre pour conserver et rétablir la santé, sont les voyages, la diète, le changement d'air et d'objets de sensations : les médicamens n'agissent sur le corps vivant qu'en ramenant l'ordre naturel de ses mouvemens, en ranimant les sentimens de la vie, en remettant la nature sur la bonne voie, en opérant sur les causes des maladies, comme elle agit en santé dans toutes les fonctions de chaque organe. Or ces fonctions, liées et enchaînées réciproquement, demandent chacune pour leur marche naturelle le concours de toutes les autres. Ainsi la digestion de l'estomac exige les efforts gradués de toutes les parties, même jusqu'à l'exercice agréable, jusqu'à la paix des divers sens. Ainsi le mouvement du sang dans ses vaisseaux est modéré par les compressions graduées de tous les viscères, et par le doux accord des passions.

En un mot, il n'est dans le corps vivant aucun effort particulier qui ne soit dû à l'influence de toutes les parties mobiles et sensibles. C'est ce qu'apprend l'histoire des fonctions naturelles. En conséquence, l'ébranlement, la maturation, la dépuration, les crises, les détentes nécessaires pour vaincre les maladies, exigent plus ou moins une révolution générale dans toute la machine, un accord heureux entre le physique et le moral, et si on peut le dire, un *renforcement* et un *remontement* de tous les ressorts, de tous les mouvemens. Les effets des spécifiques les plus décidés sont sujets à ces lois : elles ont lieu dans les maladies aiguës, et plus encore dans les chroniques, qui ne sont, à les bien prendre, que des aiguës alongées; des aiguës qui vont se préparant, et que le temps doit faire éclore.

Mais le traitement des eaux minérales employées à leurs sources, est sans contredit, de tous les secours de la médecine, le mieux en état d'opérer, pour le physique et le moral, toutes les révolutions nécessaires et possibles dans les maladies chroniques. Tout y concourt, le voyage, l'espoir de réussir, la diversité des nourritures, l'air sur-tout qu'on respire et qui baigne et pénètre les corps, l'étonnement où l'on se trouve sur les lieux, le changement de sensations habituelles, les connoissances nouvelles qu'on fait, les petites passions qui naissent dans ces occasions, l'honnête liberté dont on jouit; tout cela change, bouleverse, détruit les habitudes d'incommodités et de maladies auxquelles sont surtout sujets les habitans des villes.

On ne peut le nier, ils sont tous plus ou moins affectés de quelque passion qui tient en échec les mouvemens de l'économie animale. Il seroit permis de les comparer à des espèces de somnambules, dont les goûts pour les fonctions naturelles sont distraits et mal dirigés, qui ne respirent, n'entendent, ne voient et ne digèrent qu'à demi; qui sont perpétuellement pressés, tiraillés, irrités, et du côté de la tête, et du côté du cœur, et de celui de l'estomac; qui sont sans forces, sans sommeil, ennuyés, épuisés, engorgés de sucs étrangers à la santé, dans un orage perpétuel, sur le fait des sensations, agités par des projets forcés, écrasés par des pertes et des malheurs que leur excessive sensibilité leur grossit. Ces détraquemens habituels de la partie sensible énervent les fonctions, entretiennent et aggravent les maladies longues et lentes; celles-ci les multiplient et les rendent rebelles, en ôtant le courage, l'espoir, la patience, cette heureuse indifférence, cette précieuse insensibilité, qui font naître le bon sens, la paix de l'ame et la bonne santé.

Un voyage sur mer, à la campagne, en pays étranger, les danses, les courses, l'équitation et les autres secours de la gymnastique, partagent, avec les eaux minérales, les avantages dont il vient d'être question. Aussi les habitans des villes ne peuvent-ils mieux faire que de se livrer à tous ces exercices, et de fuir, dans les belles saisons, leurs demeures singulièrement nuisibles à leur santé, mais si utiles d'ailleurs à plusieurs de leurs besoins et de leurs passions. Aussi Brown, médecin philosophe, fort éloigné de toute opinion superstitieuse, a-t-il, à bon droit, regretté les pélerinages, qui firent autrefois un des exercices de nos pères.

Ces pieuses courses étoient fort utiles à la santé; et sans doute elles furent du goût des valétudinaires sujets aux infirmités chroniques et nerveuses. On peut leur comparer les voyages et les transmigrations des villes aux campagnes, qui sont d'usage aujourd'hui. Chacun désire l'air de la campagne et le changement de celui auquel il est habitué. Chaque malade désire d'aller consulter sur ses maux quelque médecin étranger. Heureux, pour le dire en passant, les lieux qui peuvent fixer l'attention, et appuyer l'espérance du public par les lumières d'un médecin au-dessus du commun! Ces lieux sont autant de points d'appui et de ralliement nécessaires à bien des têtes : les gouvernemens bien entendus protégent ces désirs des malades. La ville de Montpellier a beaucoup dû à ses médecins pendant plusieurs siècles. Celle de Leyde a su, dans ces derniers temps, tirer grand parti des talens prônés et soutenus d'un médecin fameux, dont la réputation et la fortune ont réveillé l'ardeur de plusieurs. Mais ces phénomènes rares et singuliers sont de peu de durée : un médecin, quel qu'il soit, est bientôt épuisé lorsque la foule des malades court après lui.

Les eaux minérales ont beaucoup plus d'avantages. Les siècles les plus reculés en adoptèrent l'usage; il en reste une preuve dans les Œuvres d'Hippocrate. Les Romains s'arrêtoient à toutes les sources chaudes: Pline en est le témoin. Il y en a où ces païens avoient placé des divinités particulières; il reste des traces de leurs *ex voto*. Les nymphes, les naïades et les dieux guérisseurs étoient très-bien logés dans ces lieux alors solitaires, et où s'opéroient les cures miraculeuses, à l'ombre d'antiques forêts, dans les creux des rochers, d'où les échos portoient au loin les merveilles.

Les chrétiens, fixant ces objets du côté de la mondanité, et jugeant qu'ils appartenoient aux rêveries du paganisme, les trouvoient déplacés. Ils n'aimèrent point à se baigner pêle-mêle, suivant la liberté romaine : leurs femmes fuyoient cette soldatesque impie et mal moriginée. Ils se concentroient dans leurs ménages, et s'occupoient peu de la propreté et de la santé du corps ; ils ne pensoient qu'à celle de l'ame. Ils trouvoient trop de douillèterie dans les enfans du siècle, qui mettoient tant de prix à leur santé. Les valétudinaires alloient ensevelir leurs infirmités dans des maisons religieuses, devenues l'objet principal des sensations dans ces siècles. On cachoit ses maux au lieu d'en faire parade; on se mortifioit en gardant ses douleurs : leurs souffrances même leur étoient chères.

A qui se seroit-on confié dans ces temps d'innocence et de simplicité? Les Juifs que l'on haïssoit, s'étoient emparés de la médecine, et ils la réduisoient à l'usage des médicamens qu'ils vendoient et mangonisoient. Les Arabes, autres ennemis des chrétiens, étoient en possession des grands principes de l'art de guérir. Les chrétiens suspectoient tout ce qui venoit de la part des infidèles. Les moines attiroient le monde dans leurs retraites, où ils avoient placé des hospices et des hôpitaux à côté des églises, et des vignes qu'ils cultivoient. Le vin, et long-temps après, l'eau-de-vie devinrent la panacée générale des couvens, et de tout le peuple humble, dévôt et serf.

La lèpre fixa l'attention de l'Europe, et on la traita en séquestrant de la société ceux qui en étoient affectés, et par des remèdes propres aux pays où les Croisés avoient été la chercher. Les baumes de la Mecque, et celui de Judée, les bézoards et autres médicamens orientaux, faisoient oublier ceux qui croissent en Europe. Les commerçans vénitiens favorisoient ces idées, et plaçoient par-tout leur thériaque.

Les grands chemins étoient peuplés de coureurs et de mauvais garnemens. Le commun des hommes se cantonnoit dans ses maisons; on se rapprochoit des églises et des châteaux pour être en sureté; on vivoit dans des réduits suffisans, pourvu qu'ils missent à l'abri des voleurs et des frimats : on aimoit à vivre, à mourir, à se faire inhumer dans sa paroisse, dans son église, à côté des siens, et le plus près possible des fondateurs de ces lieux qui rappeloient les catacombes des premiers siècles. Toutes les sensations étoient, pour ainsi dire, concentrées et resserrées par la piété naissante, par l'amour de ses foyers. On ne pensoit qu'à vivre en passant, pour mourir bientôt. Qu'auroit pu, dans de pareilles dispositions, la médecine qui aime et conseille les distractions, la propreté, l'éloignement des lieux infects, la gaieté, les voyages, le changement d'air et de nourriture?

Nos aïeux cherchoient pourtant des remèdes: ce sentiment est dans la nature. On sentit la nécessité des exercices du corps: la jeunesse, la force des passions et des maladies ne perdoient pas leurs droits. Les voyages d'outre-mer, les courses contre les Normands, les carrousels, ces efforts et autres semblables (quelquefois dus au besoin de remèdes pour des inquiétudes intérieures et des infirmités habituelles) exerçoient la brillante partie des peuples. Mais ceux que l'âge, le sexe, les maladies bien décidées mettoient hors d'état de penser à de pareilles entreprises; ceux qui, demeurant attachés à la glèbe, avoient pourtant besoin de secours pour leurs infirmités morales et physiques, ne pouvoient mieux faire que de se livrer à leurs directeurs, leurs consolateurs, leurs nourriciers et leurs protecteurs, aux moines enfin, et à tous les membres du clergé qui ne cessoient d'instruire et d'endoctriner le monde, alors plongé dans l'ignorance.

Conduits par des vues plus sublimes que celles des prêtres de l'ancienne Egypte, nos ecclésiastiques sentoient la nécessité et le grand usage de la médecine, pour leur objet principal; ils la cultivoient comme la religion ; ils avoient aperçu la confraternité des prêtres et des médecins ; ils ne vouloient point livrer leurs malades aux Juifs qui auroient ébranlé la bonne doctrine dans des têtes encore mal assurées. Ils savoient que les premiers disciples des apôtres joignoient le don des miracles à celui de la guérison des maladies, par des secours naturels : ils sentoient combien les hommes vivent de consolation et de secours moraux dans les affections les plus corporelles; combien le mouvement, les distractions et l'espérance d'un meilleur sort rendent la vie et ses misères supportables : de là, l'institution et la nécessité des pélerinages dont nous parlions.

Ainsi la religion et la médecine avoient les mêmes ministres; ils suppléoient, du mieux possible, aux conseils qu'on ne vouloit recevoir, ni de la part des Juifs, ni de celle des Arabes. Ils nourrissoient l'esprit du peuple, en le délivrant par degrés, et par des moyens que permettoient les circonstances, des superstitions païennes, trop favorables aux passions, et contraires aux vertus chrétiennes.

Ainsi le traitement des malades étoit livré, pour l'ordinaire, à leurs parens que dirigeoient les moines, en leur donnant des leçons de médecine, d'éducation, d'économie et de religion; tandis que des courtiers (en commerce avec les

Juifs) venoient leur vendre quelques drogues ; et que des goujats échappés des combats et des aventures de chevalerie, venoient panser leurs ulcères et partager quelques opérations avec des vieilles et des matrones. Il est aisé de comprendre que la police nécessaire aux vendeurs de drogues et aux opérateurs, étoit dévolue de plein droit aux moines, aux curés, aux seigneurs, et autres gens libres et notables.

On fit peu à peu des confréries, et on rangea ces artistes nécessaires à la pratique, sous des bannières particulières ; ce qui les tint soumis à l'ordre ecclésiastique, chargé de cultiver les parties supérieures de la médecine. La noblesse ne s'occupoit que de batailles et de tournois : elle se laissoit diriger par les autres ordres, sur le fait de la médecine, comme sur la religion et la jurisprudence. Elle ne put s'emparer de ces hautes sciences, parce qu'il falloit lire et étudier pour être ecclésiastique ou jurisconsulte, et pour exercer et cultiver la médecine comme les moines la cultivoient ; par ce qu'il eût fallu piler la drogue, et manier la lancette, pour être pharmacien ou opérateur, comme ceux à qui les ecclésiastiques confioient ces fonctions incompatibles avec leur état, et que la noblesse regardoit comme des indices de servitude.

Cependant Charlemagne fit éclore les premiers

germes des sciences en France; il rangea ceux qui s'en occupoient en diverses classes. La faculté des physiciens ou des médecins, à laquelle furent confiées toutes les parties de la médecine, ne fut pas des moins utiles pour éclairer, contenir et instruire les peuples sur tous les détails de l'art propre à conserver la santé et à guérir les maladies : vaste sujet qui comprenoit tout ce qui peut avoir trait à l'économie, au choix des nourritures et aux autres branches du régime, à l'éducation, aux soins dus aux divers âges, aux emplacemens et commodités des édifices, au soin intérieur des ménages, aux dangers des divers arts, au choix des remèdes et à leur administration, à la décision des opérations et à leur manière d'être pratiquées, à l'examen des nourrices, à l'effet des passions diverses sur la santé, enfin à l'existence la moins malheureuse possible des trois quarts des humains, malades, valétudinaires, enfans, vieillards, femmes grosses ou en couches, grands et petits de tous les ordres, tous soumis aussi à la cruelle nécessité de ne pouvoir se passer des règles de la médecine, que pendant quelques momens de leur vie; tous sujets au fonds de foiblesse propre à l'humanité, et au besoin de remèdes et de consolations, comme à celui des nourritures.

Aix-la-Chapelle, lieu chéri des Romains à

cause de ses sources chaudes et abondantes, devenu le centre de l'empire d'Occident, auroit pu fixer particulièrement l'attention des médecins qui donnoient leurs leçons dans les palais des rois, dans les églises et dans les maisons religieuses : ils auroient pu user de ces eaux, comme les Romains en usoient; mais l'horreur et la crainte du paganisme continuoient à captiver les suffrages. La médecine toute théologique, toute ecclésiastique, s'occupoit principalement à rappeler les peuples aux mœurs, aux dogmes, et aux pratiques approuvées par les canons. L'amour et le goût de la retraite duroient encore chez le commun des catholiques. Quelques courtisans ne faisoient point la loi aux peuples; au contraire, ils les fortifioient dans leurs opinions. La pratique des bains étoit trop mondaine, sur-tout pour les femmes, qui entraînèrent toujours dans leurs goûts le gros de la nation française, et qui ont influé sur la médecine en France, comme par-tout.

Aix en Savoie, autre source connue des Romains, devenoit désert. Aix en Provence, Bourbonne-les-Bains, et autres lieux de cette espèce, ne fournissoient plus de ressource aux malades, ni d'objet de distraction aux valétudinaires. Plombières étoit à peine connu à la cour de Lothaire. Le midi de la France étoit sous le joug des Arabes et des Goths, plus occupés de leurs conquêtes et de leurs hérésies, que du profit qu'il y avoit à tirer du grand nombre de sources de l'Aquitaine, si connues sous l'empire romain, si agréables, et où les païens venoient de loin chercher leur santé et se délasser des fatigues de la guerre.

La manière de penser des Eudes et autres princes de l'Aquitaine, plus favorables aux Arabes et aux Goths qu'aux catholiques, formoit une barrière impénétrable aux Français, aux Espagnols, aux Normands. Les grandes guerres de la succession de Charlemagne bouleversoient l'empire. Comment auroit-on pénétré jusqu'aux eaux des Pyrénées ? Ces montagnes étoient habitées par les descendans de ces Cantabres qui résistèrent au joug Romain : peuples sobres et libres, circonscrits dans leurs vallées; peuples un peu sauvages, qui affectoient de laisser dépérir dans leur voisinage les travaux faits par les Romains à quelques sources minérales; qui regardoient les grands chemins comme des signes de servitude, comme des préparatifs pour des conquêtes, et des prétextes pour la tyrannie.

La magie, les songes, l'astrologie judiciaire (ensuite les fées), les sorcières, les sorts, les enchantemens occupoient les esprits frappés de quelques traits de lumière encore mal aperçus. La sorcellerie et la féerie avoient succédé aux idées poétiques des nymphes, des naïades, des faunes, des chèvre-pieds. De languissantes rêveries, effets d'un crépuscule de raison qui commençoit à prendre le dessus, entretenoient un fonds de mélancolie et de timidité qui faisoient voir des loups-garoux et des sabbats par-tout où les ennemis de la religion avoient porté leurs pas, et dans tous les lieux sombres et retirés. Les *broxes* espagnoles tenoient leurs assemblées dans les Pyrénées qu'Hercule avoit parcourues, que les dieux païens avoient brûlées. On trembloit au seul récit de ces rêveries. Cette espèce de maladie, cette sorte d'épidémie qui étoit, comme les autres, du ressort des médecins, étoit aussi trop enracinée pour être combattue par une méthode bien fixe et bien raisonnée.

Les temps étoient favorables à l'empirisme brut et non éclairé, aux pratiques populaires que dictoient l'ignorance et le préjugé. Cet empirisme, enfant de la nature corrompue, et le fruit nécessaire du défaut de mœurs, de goût et de lumières, produit de l'orgueil, de l'avarice et du désir de paroître, avoit, ainsi que l'hydre, cent têtes élevées contre la gravité et l'austère vérité des médecins ecclésiastiques et protégés par la loi. Il donna naissance, cet empirisme insolent, à tous les charlatans, escamoteurs, histrions, jongleurs, baladins, tabarins, bateleurs, fauteurs de secrets, mèges, pâtres, qui se répandirent dans les villes et les provinces, et qui amusoient le peuple en lui coupant la bourse.

Ce fut un malheur nécessaire dont aucune nation, ni aucun siècle n'ont pu se délivrer. Il prend sa source dans la foiblesse naturelle à l'esprit humain, dans le goût pour le merveilleux, sur-tout dans l'amour-propre, qui fait qu'on préfère, en général, des moyens fournis par la canaille, à ceux qu'indiquent des gens graves, honnêtes et bien élevés. Les malades aiment les valets et tous ceux dont ils croient pouvoir disposer à leur gré, ceux qui les flattent et les amusent.

Les universités prenoient de la consistance, et voyoient tous les jours des savans se former dans leur sein. L'ordre des médecins fournit les plus beaux génies. Il n'y eut ni ville, ni bourg, ni village, qui ne se ressentît des lumières que les médecins gradués, auxquels seuls les lois confioient la santé du peuple, répandoient comme physiciens, comme médecins, comme les premiers des lettrés, et comme les plus instruits sur les matières propres à dissiper l'ignorance de ces siècles.

S'il est vrai que les nobles et les paladins d'alors assurèrent à leurs descendans une gloire et des distinctions immortelles, il n'est pas moins certain que la postérité doit être pénétrée de respect et de reconnoissance pour ceux qui conservèrent le dépôt des sciences médicinales et physiques, et qui allèrent les chercher chez les Arabes et chez les Grecs. Aussi quels devoirs n'impose pas aux médecins l'exemple de leurs prédécesseurs, s'ils veulent se rendre dignes d'un état qui fut toujours le même depuis le commencement de la monarchie française; instruit, libre, décidé, sans aucun mélange vil ou honteux, dont les enfans aient à rougir pour leurs pères, honoré par l'église, protégé par les rois, appuyé sur la confiance des peuples, chéri des femmes, avoué par la noblesse et la magistrature, illustré par une foule d'hommes du premier ordre dans tous les genres, chez toutes les nations, et enfin très-séduisant dans ses principes, dans ses vues, parlant au cœur, à l'imagination, au génie.

Il dut nécessairement avoir des jaloux. Il étoit trop utile, d'un usage trop journalier, trop supérieur pour le fonds de connoissances et pour la manière de philosopher, aux lettrés ordinaires eux-mêmes, et au commun des hommes. Il arriva que le public, qui éleva des autels à plusieurs médecins, ne manqua pas de mêler son encens de sarcasmes et de railleries. Cela ne pouvoit être autrement de la part de la multitude, toujours entichée d'erreurs populaires combattues par l'ordre des médecins. D'ailleurs cet ordre dut se ressentir du dégoût que les peuples prenoient pour les ecclésiastiques. On manqua de reconnoissance pour ceux qui avoient conservé toute sorte d'instruction, adouci les mœurs, éclairé les esprits. La médecine avoit singulièrement servi aux prêtres, pour tous ces objets.

Elle eut sur-tout à supporter les attaques des gens sans aveu et sans droit ; celles des charlatans de toutes les espèces, qui, sans avoir subi les épreuves nécessaires, s'emparoient, comme aujourd'hui, de toutes les parties de la médecine ; qui en imposoient aux foibles et aux esprits singuliers, et pour lesquels, après tout, on était forcé, comme aujourd'hui, à une espèce de demi-tolérance, par la raison qu'on n'a droit sur la confiance des hommes que jusqu'à un certain point, et que la liberté publique mérite beaucoup d'égards. C'est contre ces ennemis redoutables que les efforts des facultés de médecine se portèrent d'abord : les juifs qui, dans ces siècles étoient à la tête des charlatans, furent sur-tout vivement combattus par les médecins orthodoxes. Mais le charlatanisme reparoissoit sans cesse, et repulluloit comme la vermine qui ronge les moissons. Les chrétiens s'en aidèrent, quand les juifs furent entièrement inutiles ; et les facultés eurent moins de ressources contre les chrétiens charlatans, que contre les juifs.

Un reste de paganisme qui avoit l'air de la sagesse, et qui étoit plus enraciné dans l'esprit de quelques lettrés que dans celui du peuple, donna aussi beaucoup de peine aux ecclésiastiques ; les médecins s'en ressentirent. Les *Ausone* père, et les *Marcellus* laissèrent de profondes traces d'une sorte d'empirisme qui avoit eu autrefois l'approbation des *Pline*, des *Caton*, et même des *Platon*. Ceux qui s'honoroient d'être de la classe de ces penseurs, prirent aussi à tâche d'inquiéter les médecins ecclésiastiques et scholastiques. Les traits de ces adversaires sont parvenus jusqu'à nous, ayant été aiguisés par *Montaigne*, et repris par ceux qui l'ont copié et imité. Mais on s'est expliqué ci-dessus, sur la valeur et les motifs des opinions chères aux *Caton* et aux *Platon*. Nous retrouverons *Montaigne* sur notre chemin. Continuons notre esquisse historique.

L'accord de la puissance ecclésiastique et royale, donnant aux peuples une honnête liberté, détruisit jusqu'à la mémoire de l'esclavage et de la servitude. Cette heureuse révolution fournit une existence plus décidée à ceux dont les moines et les prêtres gradués en médecine se servoient pour panser les malades et pour leur administrer des médicamens, à ceux des valets de chevaliers qui portoient les drogues dans les combats. Ils furent rangés en classes particulières, et prirent leur rang parmi les citoyens, conservant les anciennes bannières par lesquelles ils avoient été précédemment distingués.

L'église ne pouvant admettre dans son sein ces *thérapeutes*, ou ces cultivateurs de la médecine ministrante, à titre de clercs libres ou lettrés, et de prêtres, comme ceux auxquels étoient réservées les parties supérieures de la médecine, elle leur conserva les signes et les usages des confréries. Les universités, essentiellement destinées aux enseignemens, sachant mieux que personne que les médecins gradués enseignoient en effet toutes les parties de la médecine, ne souffrirent point dans leur sein d'autres professeurs, ni d'autre faculté pour s'occuper de toutes les parties de la médecine. Cependant la puissance civile trouva le moyen de former des corps d'opérateurs très-utiles, et sur-tout propres à donner à leurs élèves, qui ne pouvoient entendre les leçons des universités, quelques enseignemens de détail. Ces établissemens ne devoient qu'augmenter la confiance des malades, et concourir à délivrer la médecine des entreprises des charlatans, et autres gens non moriginés qui en imposoient à la multitude.

De là naquit ce nombre considérable d'êtres et de corps intermédiaires aux médecins gradués dont on vouloit étendre et assurer le pouvoir, et aux gens sans aveu dont on voulait diminuer le nombre et les méfaits. On établit, ou on laissa se former simplement, comme la nature de la chose le comportoit, des garde-malades, des étuvistes, des herboristes, des droguistes, des matrones et sages-femmes, des pharmaciens, des apothicaires, des confituriers, des épiciers, des barbiers, des baigneurs, des chirurgiens de ville et de maison, des maîtres, des privilégiés, des garçons gagés, faisant pour les veuves, des apprentis, des majors, des sous-majors, des chirurgiens barbiers et non barbiers, des garçons de compagnies militaires, des gagnans-maîtrise, des privilégiés par charge, des herniaires, des rebouteurs, des bandagistes, des oculistes, des dentistes, des lithotomistes, des accoucheurs, des chirurgiens de cors aux pieds; l'église y mit pour sa part des sœurs d'hôpital, des moines, des hospitaliers.

Tous ces ministres de santé étoient nommés médecins chez les Grecs, les Romains, et même chez les Egyptiens. Nos aïeux les mirent, pour la plupart, dans la classe des chirurgiens, dès le commencement de la monarchie. Ils circonscrivirent, plus exactement qu'on ne l'avoit fait anciennement, le titre et les fonctions de médecin. Mais parmi ces artistes inférieurs, tous nécessaires dans une société bien réglée, il y eut de bonne heure des chirurgiens et des apothicaires distingués de tous les autres. Tout cela est prouvé par l'histoire de notre art. Cependant on désireroit un ouvrage à la portée de tout le monde, et où l'on entrât dans le détail nécessaire pour mettre le public au fait des travaux, des exercices, des droits et de la destination de tous ces chirurgiens et apothicaires. Il seroit important qu'on connût la hiérarchie médicinale approuvée par les lois.

Cette espèce d'hiérarchie, commode pour les législateurs, et nécessaire pour la pratique de toutes les branches de la médecine, communiqua les connoissances et les effets journaliers de l'art, depuis les chefs membres des facultés, jusqu'au plus petit peuple : elle fournit en même temps une voie naturelle par laquelle les expériences faites sur tous les sujets, ainsi que les découvertes quelquefois utiles de l'empirisme, remontoient par degrés vers la tête de la médecine, qui les évaluoit, et qui en répondoit aux souverains et au public.

Les médecins ecclésiastiques et gradués, gens de grand état, qui parvenoient aux places d'archevêques, d'abbés, d'évêques, de chanoines, de conseillers dans les cours souveraines, de membres des états dans quelques provinces, et qui étoient constamment du premier rang des citoyens et des notables dans les villes et bourgs, avoient une inspection raisonnable et indispensable sur tous les membres de la médecine : chacun étoit intéressé à y tenir son rang, ne fût-ce que pour contenir ceux qui venoient après lui; pour empêcher qu'en imitant les contrebandiers et les mécontens de tous les états, les garde-malades et les étuvistes, par exemple, ne prétendissent s'emparer des parties les plus délicates de l'art.

Il n'eût fallu qu'un petit nombre d'esprits turbulens, dans ces ordres inférieurs, et ils auroient tout bouleversé, toujours sous prétexte du bien public. Mais les membres de tous les corps policés étoient, chez nos aïeux, scrupuleusement attachés à leur devoir. Ils ne vouloient pas tout faire à la fois. Ils n'avoient point honte d'imiter ceux qui les avoient précédés dans leur carrière; ils n'affectoient pas d'oublier leur origine; ils savoient à quoi ils s'étoient engagés sous la foi du serment, dans leurs divers offices. Le monde n'alloit pas mal : un tissu d'événemens prompts et inattendus vint le bouleverser.

L'imprimerie, l'amour général des lettres, la découverte de l'Amérique, celle de la poudre à canon, la naissance de la chimie, les ravages de la maladie vénérienne changèrent la face de l'Europe, et occasionnèrent sur-tout la plus grande révolution dans la médecine, qui se ressentit toujours des grands changemens arrivés chez les nations, dans le physique et le moral.

A peine la presse fut en usage, qu'on vit paroître un nombre infini de traductions latines, de commentaires, d'éditions de tous les manuscrits de médecine que le temps avoit respectés, graces aux moines et aux médecins ecclésiastiques. Les ouvrages grecs, les arabes, tous furent imprimés et translatés en latin par des médecins gradués. On a peine à comprendre les travaux auxquels ces savans se livrèrent. On demande des monumens ; en voilà d'immortels et qui ne brillent point par une magnificence empruntée et fastueuse. Tels furent les services rendus à la société par nos prédécesseurs ; l'envie ne pourra jamais les faire oublier. On saura toujours que les médecins jouèrent un des premiers rôles dans le renouvellement général des lettres que leur corps n'avoit cessé de cultiver en particulier au milieu même de la décadence des Grecs et des Romains.

Mais la maladie vénérienne qui vint ravager notre continent, ne se trouvant pas décrite dans les ouvrages grecs et arabes, les médecins lettrés pâlissoient envain sur ces livres, dans la vue de pourvoir à ce fléau qui plongea les hommes dans l'amertume et la tristesse. On fut moins heureux que du temps des Arabes qui assujettirent la petite vérole aux règles de l'art. Le savoir et l'expérience rendoient les meilleurs médecins timides et peu entreprenans. Quelques-uns de ceux qui, dans la hiérarchie de la médecine, étoient moins éloignés des pratiques populaires que les médecins supérieurs et les plus doctes, réveillèrent l'attention des bonnes têtes. Le hasard, père de tant de remèdes et de tant de poisons, fit aux hommes le présent du mercure, qui étoit précisément condamné par l'antiquité. La maladie vénérienne fut combattue avec quelque avantage, et en partie dévolue aux essais de l'empirisme. Peu à peu les médecins lettrés, remis sur la voie, consacrèrent la méthode la plus sage et la moins incertaine; mais l'ébranlement qu'ils éprouvèrent à l'occasion du mercure et de la maladie vénérienne, eut des suites qui durent encore.

D'un autre côté, la grande quantité de nouvelles drogues qu'apporta l'Amérique, donna lieu à de nouvelles épreuves et à des tentatives hasardées, auxquelles les médecins résistoient, d'autant plus qu'ils étoient mieux instruits sur bien des points. Ils se méfioient, avec quelque raison (et non sans quelques préjugés), des pratiques venues de loin, préconisées par la renommée, et appuyées de la chaleur que le nouveau monde excita chez les habitans du vieux. Ils crurent presque tous avoir trouvé autant de moyens de conserver leur santé, que de manières de s'enrichir. Les drogues de l'Amérique prirent la plus grande faveur, et firent oublier celles de l'Europe. Ce fut une autre secousse à éprouver par les médecins des universités.

La chimie fit plus et même pire : la théorie et la pratique des anciens furent renversées de fond en comble; leurs remèdes furent oubliés, quoique éprouvés depuis plusieurs siècles. Les novateurs en imaginèrent une infinité, d'un ordre nouveau, insolite, périlleux. Ces remèdes munis du suffrage des chimistes (de ces enfans du feu qui brûlèrent tout en médecine, jusqu'aux anciens livres) captivèrent les suffrages. Ce fut un schisme violent, né dans le sein même de l'art. Les médecins lettrés en furent eux-mêmes les auteurs. Ils eurent bien des torts; mais on leur eut l'obligation de la découverte d'un art presqu'entièrement nouveau. C'est une autre dette que la société contracta envers eux : ils mirent au jour ce système de chimie-physique, qui laissa si loin de lui toutes les autres opinions sur la nature et la décomposition des corps inanimés, d'où découlèrent tant d'usages pour les arts, tant de nouveaux mixtes, tant de créations et de combinaisons inconnues jusque là.

Irrités de la résistance de quelques-uns de leurs confrères qui demeuroient attachés aux anciens, ces génies chimiques et conquérans confondirent tous les états; ils attachèrent à leur char tous les membres de l'art, même les plus inférieurs, et ils leur donnèrent leurs livrées. Ils demandèrent main-forte au plus vil peuple; ils augmentèrent par leurs criailleries le nombre et le zèle des gens à secrets; ils firent sortir les enthousiastes empiriques des repaires où les médecins les avoient cantonnés; ils augmentèrent aussi la confiance des imbécilles, auxquels on osoit promettre l'immortalité. En ce temps-là, et au moyen de cette révolution étonnante, ceux à qui les lois avoient confié la conservation et le maniement des drogues, devinrent plus éclairés que leurs pères, et moins assujettis à un nombre borné de formules : ils durent cette sorte de promotion à l'éclat et aux forfaits de la chimie, non moins qu'aux drogues du nouveau monde.

La maladie vénérienne et les plaies d'armes à feu produisirent des changemens semblables dans toutes les classes des chirurgiens. Ces plaies inconnues aux anciens, comme la vérole, n'avoient pu être réduites à des pansemens réguliers et toujours les mêmes. Il fallut en imaginer d'autres; et ces discussions exigèrent des connoissances un peu plus recherchées que celles de la pratique de l'art réduite en système, et communément enseignée par manière de tradition, et sans de grandes recherches scientifiques.

Ainsi les maîtres apothicaires combinèrent et vinrent même à imaginer des remèdes nouveaux, tandis que les maîtres chirurgiens furent dans la nécessité d'essayer de nouvelles opérations; ce qui étendit le domaine de ces deux arts, distingués des autres parties ministrantes, dans la hiérarchie de la médecine. On vit, à peu près à cette époque, des chirurgiens lettrés se réunir en corps particulier, différent des communautés anciennes. Mais dès que les méthodes de traitement pour les accidens extérieurs de la vérole; dès que les pansemens et les opérations pour les plaies d'armes à feu furent décidés, ce corps lettré vint fraternellement se rejoindre aux communautés qui avoient conservé le dépôt de la véritable chirurgie, et produit les chirurgiens les plus célèbres : la pharmacie chimique vint aussi retrouver la galénique, après l'avoir un peu dédaignée.

C'est encore à ces époques, propres à éclaircir l'histoire et la nature de la pharmacie et de la chirurgie, qu'on doit rapporter l'établissement de l'ordre religieux de la charité. Les ordonnances de nos rois, et les décisions de nos cours souveraines permirent à cet ordre dès qu'il parut, et confirmèrent ensuite l'exercice de la chirurgie et de la pharmacie, et même une sorte d'enseignement dans les hôpitaux. On l'a vu chargé de la chirurgie des armées, et du traitement des pauvres, sans qu'il se soit jusqu'ici occupé des lettres, ni qu'il ait jamais pensé à prendre des grades en médecine, ou à former un corps lettré. On accorda aussi quelques priviléges à des sociétés religieuses de filles, sous l'autorité de l'église, qui ne cessera jamais d'étendre ses vues sur les secours temporels dus aux malades. Enfin ces religieux et ces religieuses représentèrent exactement les parties ministrantes de la médecine des siècles passés ; ils firent consister leur honneur dans leur inviolable attachement aux devoirs dont ils s'étoient chargés par leurs vœux.

La liberté de penser et l'ennui des usages reçus, suite nécessaire des mêmes causes générales (la découverte du nouveau monde, celle de l'imprimerie, l'amour violent des lettres, etc), remuèrent tout jusqu'à la religion de nos pères : elle se ressentit de ces secousses dans plusieurs contrées : il y en eut qui en furent presque exemptes ; et c'est aussi dans celles-là même que la médecine (toujours liée à la religion) conserva le plus ses rits ecclésiastiques. Il reste à examiner si elle en fut plus ou moins utile, si elle fit des progrès plus ou moins solides, si elle se conduisit plus ou moins raisonnablement vis-à-vis des nouvelles découvertes réelles, si elle s'acquit plus ou moins de gloire en continuant de modérer, par son attachement aux règles anciennes, les idées et les projets rebelles à tout frein, et en opposant une vigoureuse résistance à l'ancien ennemi, l'empirisme ignorant et non instruit. Peut-être trouveroit-on que les mêmes pays qui ont été bouleversés par les affaires de la religion, courent aussi le risque de laisser tomber la médecine dans une sorte d'anarchie contre laquelle la raison et le bon sens crient d'avance. C'est un examen qu'il faut laisser faire par quelqu'un qui se sera instruit sur l'état et les progrès de la médecine des diverses nations dans ce siècle.

Les secousses furent vives et réitérées en France. Les facultés de médecine partagèrent les troubles des universités, dont les enseignemens ennuyoient les partisans des opinions nouvelles. Les médecins renonçant à la loi du célibat que l'état et l'église leur imposoient, renoncèrent aussi, pour la plupart, aux dignités et aux bénéfices ecclésiastiques. Valot, médecin de Louis XIV, fut le dernier ecclésiastique de son rang : il possédoit une abbaye.

Les médecins ne renoncèrent pas aux honneurs et aux priviléges des grades confirmés et établis de siècle en siècle par les lois les plus formelles et les plus antiques ; mais ils parurent se persuader, en suivant les idées communes, que la sphère des études de l'université étoit trop étroite : chacun fit des efforts pour l'agrandir. Quelques-uns s'attachèrent spécialement à éclaircir de plus en plus la médecine grecque. On prit de l'humeur contre les Arabes, quoiqu'ils eussent porté l'art au plus haut degré d'honneur et de considération auquel il puisse atteindre. Ils avoient regardé l'anatomie avec quelque dédain : ce fut un prétexte pour les réformateurs de cette partie, qui se mirent à la cultiver avec une application incroyable.

Aussi combien de découvertes plus ou moins utiles! combien d'ouvrages d'anatomie! Le monde en fut inondé; et il les dut tous aux professeurs et aux docteurs des universités; ils sortirent tous du sein des écoles anciennes; comme si les médecins n'avoient quitté l'habit ecclésiastique, et renoncé au célibat, que pour se rendre remarquables par les dissections ; comme s'ils avoient, par leur conduite, prétendu favoriser le préjugé populaire, qui faisoit penser que les anciennes écoles n'avoient pas assez cultivé l'anatomie. C'est un point à éclaircir, et qui ne pourra l'être parfaitement que lorsqu'on sera revenu de l'enthousiasme et des théories anatomiques, comme on est revenu de l'enthousiasme chimique. Mais enfin les médecins ne pensèrent plus qu'à disséquer. L'anatomie moderne, comme l'ancienne, leur dut son existence. Personne n'oseroit soutenir le contraire, ni essayer d'enlever à l'ordre des médecins ce nouveau motif d'obligations dont le monde lui est redevable, quelle que puisse être au fond la valeur réelle de l'étude anatomique.

Cet ordre alla plus loin : ouvrant généreusement une nouvelle carrière à tous les curieux qui ne pouvoient pénétrer dans son sanctuaire, que par le secours des langues savantes, il n'en conserva l'usage que dans l'intérieur de ses assemblées et de ses discussions intimes. Il traduisit tous les ouvrages des vieilles écoles en langue vulgaire. Il en créa, sur les matières de l'art, une toute nouvelle et qui est encore en usage parmi nous. Il s'occupa des questions médico-légales et médico-théologiques : objets importans qui servent à prouver la confraternité de la haute médecine avec les lois ecclésiastiques et civiles. Autres monumens immortels des travaux de nos prédécesseurs : ils portèrent leurs vues sur toutes les parties de la physique, et spécialement sur l'histoire des plantes, qu'il fallut encore créer, d'après les essais des médecins de l'antiquité. Cette histoire fut aussi décorée d'un langage particulier devenu celui de tous les modernes. Métaphysique, morale, philosophie, rien n'échappa aux travaux et aux veilles des médecins.

Enfin, à force de travaux et de tentatives, on fit dans le corps des animaux une découverte comparable à celle du nouveau monde. La circulation, plus qu'entrevue dans les écoles de Paris, par le malheureux Servet, fut mise au plus grand jour par des docteurs italiens, et ensuite par ce célèbre médecin anglais, Harvet, auquel cette découverte est attribuée. Descartes parut à côté des médecins français : sa méthode ne leur apprit pas grand'chose ; leurs confrères, anciens et modernes, l'avoient précédé en bien des points ; mais ils n'avoient pas mis, comme lui, le public au courant de la science. Ses systèmes sur l'homme, dont les germes se trouvent chez les médecins romains, en firent naître plusieurs dans nos écoles, d'où ils se répandirent dans le monde. Le nombre de nos imitateurs ne fut pas médiocre. Celui des savans, vrais ou faux, s'augmenta. De là naquit le système de médecine appelé mécanique et hydraulique, qui éblouit, et ne tint pas ce qu'il promit, et auquel nous disions qu'on devoit en substituer un autre.

L'émulation devint générale, et sans cesse elle augmentoit à la lueur des travaux chimiques, anatomiques, botaniques, physiques, toujours dus en grande partie aux médecins. En ce temps-là, nos rois étendirent leur magnificence sur toutes les sciences renfermées jusqu'alors dans l'enceinte des facultés. On créa des colléges, des jardins, des amphithéâtres royaux où les enseignemens, devenus plus commodes, ne dérogeoient point aux anciennes formes. Toutes les parties de la médecine y furent lues, commentées et expliquées par des médecins. La botanique y fut enseignée par des gradués aidés de pharmaciens et d'herboristes, sur lesquels rouloit le manuel de cet art. La chimie eut aussi des professeurs, toujours tirés des écoles de médecine, et qui étoient aidés dans les opérations par des maîtres en pharmacie. L'anatomie y fut enseignée par des docteurs, et les dissections étoient faites par des chirurgiens, précisément comme dans les facultés de médecine, lorsqu'elles étoient encore ecclésiastiques. Le goût des académies naquit. On vit aussi se former quelques médecins chimistes-pharmaciens, et quelques médecins anatomistes-chirurgiens, qui parurent s'écarter des règles reçues, et qui ne furent que tolérés, puisqu'aucune loi ne détruisit les anciennes sur la nature et les droits de la médecine.

Tels furent les progrès de notre état, et telles furent ses grandes révolutions pendant dix siècles. Sa tête fut élevée aux plus hautes dignités de l'église et des universités; elle marchoit à l'égal des premiers citoyens; ses membres placés chacun suivant leur rang, et de degré en degré, arrivoient jusqu'aux plus bas étages. La médecine embrassoit ainsi tous les ordres de la société, et y répandoit les lumières propres à dissiper les erreurs populaires, et à empêcher les forfaits de l'empirisme non instruit.

Il ne faut jamais l'oublier ; cette espèce de combat entre la fureur d'ordonner ou de croire aux drogues, naturelle à l'homme, d'un côté, et de l'autre entre le dogme épuré par la raison, et soutenue par les lois, établit l'art de guérir et en démontre l'existence et la nécessité. Comme la justice modère les passions des citoyens, ainsi la médecine modère le penchant qu'ils ont à se laisser tromper dans leurs maladies : la guerre les préserve de l'incursion de leurs ennemis, et la médecine les préserve de ceux qui veulent abuser de leur confiance, et les maîtriser par l'usage des médicamens. La théologie purifie les ames du penchant trop naturel au mal, et la médecine les corrige de celui qu'elles ont à la crédulité en fait de drogues. Ainsi notre art éclaira le monde, conserva ses usages antiques, et fit une partie de la législation nationale depuis Clovis jusqu'au dix-septième siècle.

Nous nous arrêtons à cette époque. Nous pourrons parler ailleurs des forfaits de la transfusion, des progrès et des mouvemens des chirurgiens, des applaudissemens qu'ils ont reçus, des vœux des pharmaciens, de l'emploi du sublimé corrosif, sur-tout de l'inoculation : grands objets qui, dans ces derniers temps, occupent et agitent la médecine à un point singulier. Ce sont de nouvelles attaques de l'empirisme, qui a toujours besoin d'être modéré par le dogme. Ce que nous venons d'exposer suffit, quant à présent, pour notre histoire des eaux minérales, d'autant mieux que c'est à peu près vers le dix-septième siècle que nos rois donnèrent l'intendance générale et la surinspection de ces eaux à leurs premiers médecins : on commença enfin à sentir l'importance de ce secours.

Il est aisé de juger pourquoi on y a pensé si tard. La foi naissante de nos peuples les dégoûtoit de tout ce qui se ressentoit du luxe des Gentils, grands partisans des bains et des eaux minérales. Les Juifs ne pensoient qu'au commerce des drogues. Les moines attiroient les malades à leurs hospices, aux hôpitaux qu'ils fondoient et qu'ils desservoient comme médecins et comme prêtres. Les cœurs se tournoient du côté de la retraite ; on s'assembloit sans cesse auprès des églises, d'où procédoient toutes sortes de consolations. Les pélerinages faisoient un exercice commun, utile et décent pour les valétudinaires. Les médecins ecclésiastiques s'occupoient autant des moyens moraux que physiques, pour policer les peuples et adoucir les mœurs. Ils copioient les manuscrits des Grecs et des Arabes, et conseilloient seulement les remèdes qui s'y trouvoient. Ils s'occupèrent ensuite de traductions, et créèrent en France une médecine grecque et arabe. Les bains publics étoient regardés comme des pratiques peu honnêtes aux chrétiens, qui, se fournissant peu à peu de linge, avoient moins besoin de s'occuper de lotions à la manière des Païens et des Mahométans. Ils préféroient les bains d'eau douce, à ceux des eaux minérales qu'il étoit dangereux d'aller chercher au loin à cause des mauvais chemins. Ce n'étoit pourtant pas sans quelque sorte de scandale qu'on voyoit Louis XI se baigner avec toute sa cour, au milieu de la Seine, et en plein jour, en sortant des spectacles pieux que donnoient alors les confrères de la passion.

Les chimistes méprisoient les eaux naturelles, et ne vouloient user que d'eaux artificielles, d'élixirs et de quintessences. Le sel de Glauber, que la nature fournissoit dans les eaux minérales, ne fut d'abord connu que comme une opération de l'art. La pharmacie galénique et la chimique se partageoient tous les suffrages ; les remèdes préparés par la nature étoient oubliés. L'Amérique cependant en avoit singulièrement imposé par ses drogues nouvelles, parce qu'elles venoient de loin. Les médecins ne pensoient qu'à disséquer, à égorger des animaux, à faire des expériences : les guerres civiles empêchoient la liberté du commerce : la médecine ne s'occupoit que de se parer à la française, et tout le monde prétendoit l'entendre.

Les lieux des eaux étoient les rendez-vous des joueurs, des farceurs, des baladins et des garnemens des provinces. On connoît des eaux dans les Pyrénées qui se nomment encore engrosseuses (*enpreignaderes*) : il y en a où les souverains et leurs courtisans alloient se baigner et faire des parties de plaisir. Marguerite de Valois le reprochoit à Henri IV son époux. Tout cela faisoit fuir les gens graves, timides, dévôts et modestes. Les fées s'étoient emparées de quelques sources : il y en a aussi dans les Pyrénées qu'on nomme encore fontaine des Fées (*Hon de las Hades*). Les sorcières, broxes et loup-garoux y faisoient, comme nous l'avons remarqué, leurs sabbats. Il n'y a pas un siècle qu'on voyoit encore dans ces lieux escarpés et éloignés de toute habitation, où la nature fait jaillir les eaux minérales, des boucs et des chèvre-pieds de mauvais présage pour les devins et les astrologues. C'étoit à peu près le temps où la Galilaï révéloit au parlement de Paris le vrai secret de la sorcellerie et de la magie.

Toutes ces causes concouroient à détourner l'attention des médecins de l'emploi des eaux, et donnoient aux peuples une impulsion contraire aux voyages et aux essais de ces eaux. Tout a changé de face dans notre siècle ; et plaise au ciel que des excès contraires à ceux de nos pères ne nous rendent pas moins heureux qu'ils ne l'étoient ! Quelques-uns de leurs timides préjugés les font regarder souvent avec dédain et pitié : notre peu de retenue pourroit, si on ne s'arrête à propos, nous rendre plus méprisables aux yeux de la postérité. Notre liberté, notre fureur d'aller, notre *cosmopolitisme* en tout genre, peuvent devenir excessifs, et entraîner bien des inconvéniens.

Jouissons avec sagesse du bonheur qui nous étoit réservé, et pour lequel nos ancêtres ont tant travaillé. La France ne connoît plus qu'un roi, qu'une religion. La loi qui veille pour la médecine, a les mêmes fondemens et la même antiquité que toutes les autres ; elle est en même temps ecclésiastique et civile. Les deux puissances nous sont également garans de nos usages, des distinctions, des égards, et du rang occupé par nos pères. Il nous a été transmis comme un héritage que nous sommes chargés de faire valoir pour nos descendans. Jamais l'ordre des médecins ne fut si nombreux, si instruit, si vigilant. Nos professeurs enseignent avec autant de zèle que de connoissances. Nos écoles sont ouvertes à tout le monde, comme elles l'étoient il y a dix siècles.

Il y manque (pour nous renfermer dans l'objet qui nous occupe aujourd'hui) l'enseignement public des vertus des eaux, et de la manière de les employer en général et en particulier. On a besoin d'un système complet sur les eaux du royaume, qui peuvent être classées, partagées en sources primitives, principales, subsidiaires, succédanées, simples, composées et distinguées, eu égard aux climats où elles se trouvent, aux minéraux qu'elles contiennent, à leur chaleur, à leur abondance, à leurs commodités ou incommodités pour leur administration; enfin elles doivent être comparées avec celles des pays étrangers. Ce système, nous ne pouvons que le concevoir et l'énoncer comme possible. Renfermés dans les bornes de notre patrie, nous ne devons nous occuper que des sources qui lui appartiennent. Nous les réduisons à six : les eaux *Bonnes*, les *chaudes*, celles de *Cauterès*, de *Luz* ou *Saint-Sauveur*, de *Barèges*, et de *Bagnères*.

Marguerite, sœur de François Ier, reine de Navarre, et souveraine du Béarn, redonna à ces eaux une partie du lustre dont elles avoient joui du temps des Romains. Les Gastons en avoient déjà senti l'importance. Marguerite visitoit souvent ces sources, et les interlocuteurs de ses contes étoient Escuranids, un de ses médecins et des preneurs d'eaux (1). Les scènes des romans aux-

(1) D'anciens registres prouvent les égards que Marguerite avoit pour lui. Elle demanda aux habitans de la

quels cette ingénieuse reine (qu'on nommoit la Marguerite des Marguerites) donna tant de vogue, se passoient dans nos vallées, où elle étoit à l'abri des persécutions qu'on lui suscitoit à Rome et à la cour de France. Sa fille Jeanne acheva de dissiper les craintes et les erreurs populaires répandues dans les lieux des eaux ; elle fit la guerre aux sorcières reléguées dans nos montagnes. Son génie bouillant la conduisit trop loin à quelques égards, mais il ne lui fit pas passer les bornes raisonnables au sujet de la médecine ; elle y croyoit plus qu'à la théologie, qu'elle confondoit avec les erreurs des mauvais théologiens. Nos eaux étoient très-célèbres en ce temps-là. Montaigne les pratiquoit et les aimoit; il les appeloit Grammontoises. Le philosophe prévoyoit le sort de Corisande de Grammont. Jean d'Albret, beau-père d'Antoine de Bourbon, et qui se trouva à la bataille de Pavie avec François Ier, donna aux eaux Bonnes le nom d'eaux d'arquebusade, à cause des bons effets qu'elles produisirent sur les Béarnois blessés en Italie par des coups d'arquebuse, qui étoit alors une arme nouvelle. Henri IV connut et fréquenta les eaux dans

---

vallée d'Ossau le franc pacage pour les vaches et les jumens de son médecin, qui la dirigeoit dans ses voyages aux eaux.

sa jeunesse ; il ne les oublia point lorsqu'il fut devenu roi de France. Il reste des traces de ce que ses médecins Ortoman, Dulaurens, Joubert et la Rivière pensoient sur ces eaux. Les Vallot décidèrent Louis XIII pour l'usage de la casse et les eaux de Pougues, en France : c'étoit le temps où les Gui-Patin bavardoient et médisoient des Pyrénées et de Duchesne, médecin chimiste, du pays d'Armagnac, limitrophe du Béarn. Louis XIII vint visiter la patrie de son père pour d'autres objets que celui des eaux minérales. Fagon eut un rayon de connoissances sur les eaux Bonnes et celles de Barèges, à propos de la fistule de Louis XIV, que l'opération ne guérit pas complétement, et que ces eaux auroient aussi bien palliée. Le roi alloit les prendre et revoir le berceau d'Henri IV, lorsque de petites intrigues de cour l'empêchèrent de prendre la voie la plus sage pour sa santé. Chirac s'occupa des eaux de Balaruc en Languedoc sa patrie, à propos d'une blessure du régent, à laquelle nos eaux convenoient mieux que celles de Balaruc. Ces médecins, chargés par leurs places de veiller sur les eaux minérales, n'avoient encore pu s'instruire qu'imparfaitement. Madame de Maintenon avoit conduit le duc du Maine à Barèges que l'amour embellit depuis. Un ingénieur, frappé des charmes d'une très-vertueuse demoiselle, ayant aplani nos montagnes, fit à Barèges des dépenses et des réparations qui en font désirer de pareilles pour Cauterès. Louis XV rendit Barèges commode aux militaires; et cette source devint par là comme le centre de toutes les autres.

Nous trouvâmes plus d'une occasion de réveiller l'attention de Chicoineau, de Senac, médecins du roi, et d'Helvétius, médecin de la reine. Nos travaux et nos observations furent, par une suite de hasards, connus de ces archiatres. Nous ne cessâmes de les solliciter sur les intérêts de l'art, sur les leurs propres, sur la nécessité d'une législation convenable dans l'administration des eaux (1). On nous demanda des mémoires, des consultations, des observations, des remarques faites par nous et par nos confrères qui, d'une génération à l'autre, employoient nos eaux depuis un temps immémorial. Toutes ces questions furent répondues : il naquit de ces divers écrits un système sur les eaux des Pyrénées, qui manquoit, et qui sera développé dans le cours de cet ouvrage.

---

(1) Ceci n'étant point imprimé lorsque M. de Lieutaud est nommé premier médecin du roi, et M. de Lasonne, survivancier, nous réitérons nos instances auprès de ces messieurs, de même que vis-à-vis de messieurs de Lassagne, Raulin et les autres médecins de la commission royale.

Ce n'a pas été l'affaire d'un jour. *Le journal de Barèges*, porté au point où il se trouve aujourd'hui, peut être regardé comme l'ouvrage d'un siècle entier d'observations, et de discussions suivies sans interruption. De ces trois auteurs, l'un a travaillé à l'emploi des eaux plus de cinquante ans, l'autre n'a cessé de s'en occuper pendant trente, et le troisième les administre depuis vingt. Ce travail a fourni une collection de plus de deux mille observations principales, et l'histoire de tout ce qui s'est passé à ces eaux depuis que Chicoineau et ensuite Senac se rendirent à nos instances. Le premier de ces médecins a la gloire d'avoir adopté les arrangemens qui lui furent proposés, l'autre n'a fait que le suivre; ils furent l'un et l'autre un peu trop lents et trop foibles; ils surent trop que le bien est très-difficile à faire.

On ne l'a point ignoré, nos travaux ont fait quelque sensation; il s'est passé à cet égard bien de petites scènes dont nous n'avons ni besoin, ni envie. Libres, comme nos pères, nous avons tâché de servir comme eux nos vallées, par choix, par goût, avec modestie et sans autre prétention que celle de tenir au vrai, et de remplir ensuite les devoirs qui nous ont été imposés.

C'est à nous que sont dus l'usage intérieur des eaux Bonnes, leur application aux maladies de la poitrine, et l'heureuse célébrité qu'elles ont acquise : elles ont guéri quelques pulmoniques, et elles en ont soulagé un grand nombre. Inconnue jusqu'ici à la France, leur fortune vient de s'étendre depuis la capitale jusqu'aux provinces les plus reculées, et jusque chez l'étranger. Les eaux chaudes, leurs voisines, étoient les plus brillantes à la cour de Navarre, et elles vieillissoient lorsque nous avons repris et renouvelé leur usage. Il a fallu réformer beaucoup de bruits populaires sur celles de Cauterès, modérer les éloges qu'on faisoit de celles de Bagnères, la plus antique de nos sources, et qui fut la plus commode aux Romains. Il a fallu assurer aux eaux de Barèges les droits qu'on ne leur connoissoit point sur les maladies internes, celles des nerfs, celles de la matrice, les écrouelles, la maladie vénérienne. Nous fûmes des premiers à faire boire ces eaux, des premiers aussi à les mêler toutes avec du lait, à les faire boire pour boisson ordinaire, à les faire prendre en hiver, à les employer à la fin des maladies aiguës. Personne avant nous n'avoit comparé une source à l'autre, et essayé de borner chacune dans sa sphère naturelle ; on n'avoit pas envoyé des verbaux aux médecins du roi ; on n'avoit pas pensé à faire un journal ou un registre qui pût fixer les idées et contenir les faits historiques tels qu'ils s'étoient passés ; on n'avoit pas essayé de comparer nos eaux avec les autres du royaume, ni avec celles des pays étrangers (1).

Nous mettrons au rang des plus heureux événemens que la fórtune nous ait ménagés, celui d'avoir fait connoissance avec un grand nombre de médecins célèbres qui sont venus à nos eaux, pour notre instruction et pour le bien public : messieurs Lemonier, Richard, Busson, Borie, Audirac, Poissonier, Thiery, d'Arcet, Lassagne, médecins de Paris, un grand nombre d'autres des diverses provinces, dont nous aurons à parler dans la suite, et dont les noms sont honorablement pla-

---

(1) On peut aisément lier les six sources qui nous regardent principalement avec les autres des Pyrénées : celles de Bagnères de Luchon, celles d'Ax dans le comté de Foix, celles de la Prêle dans le Roussillon, et autres. Il y a apparence que toutes ces eaux des Pyrénées, plus ou moins chaudes, et la plupart sulfureuses, partent d'un même réservoir, placé au centre des montagnes, où il reste encore des feux souterreins qui nous renvoient nos thermales par plusieurs filets, depuis Perpignan jusqu'à Bayonne. D'ailleurs chacune de ces sources a ses commodités et ses incommodités plus ou moins marquées. Jusqu'ici nos six ont et méritent la vogue, par la raison qu'il faut un concours de beaucoup de choses nécessaires pour leur administration, et que ce n'est qu'à la longue qu'on parvient à perfectionner des établissemens, aisés à imaginer, mais fort difficiles à exécuter.

cés dans le registre de Barèges; tous sont venus nous éclairer et nous instruire par leurs réflexions, leurs consultations, leurs analyses, leurs lettres. Le même objet, considéré par plusieurs personnes habiles, n'a pu manquer d'être mieux connu qu'il ne l'étoit. Nous avons nécessairement dû profiter des instructions qui nous sont arrivées tout naturellement, et que nous avons tâché de ne point laisser perdre.

On en conviendra; jamais il ne fut autant question d'eaux minérales que dans ce siècle. Nous avons développé ci-dessus les causes de cette tardive révolution. Ces eaux ont fait, en France et chez les étrangers, l'objet de l'étude de plusieurs savans, et donné lieu à un grand nombre d'ouvrages. Jamais nos Pyrénées n'avoient tant vu d'écrits, de mémoires, de lettres; leurs échos ne répètent que les noms d'analyse, d'observations; chacun a voulu avoir sa source, la prôner, la créer. Il seroit permis de dire que quelques nymphes bâtardes ont prétendu ériger en eaux minérales des bourbiers où elles croupissoient: vingt petits fossés marécageux ont osé se comparer à nos sources maîtresses; on a porté les choses jusqu'au point de chauffer artificiellement quelques filets d'eau pour en faire imprimer le nom et les vertus à côté de celles de Cauterès, de Barèges, des Bonnes: des suffrages mendiés, des faits exagérés ont fait le sujet de plusieurs feuilles volantes. Nos petits opuscules, qui virent le jour il y a plus de trente ans, en ont fait naître un grand nombre d'autres, comme un célèbre journaliste l'a observé. L'émulation s'est réveillée singulièrement; et à proportion que les têtes se sont refroidies, on a appris à rendre justice à ceux qui ont tâché de mériter l'approbation publique par une application constante et suivie, et non par des efforts éphémères.

Nous l'annonçons avec joie; le temps arrive où l'on n'hésitera plus sur la vraie composition des eaux minérales en France; on n'entendra plus le *balbutiage* de l'académicien Duclos et de tous ceux qui l'ont suivi. Le tableau général dont nous parlions ci-dessus, les classes que nous indiquions vont paroître; les effets de ces eaux en seront plus calculables, leurs vertus plus appréciables. Enfin il ne faut pas douter qu'on ne parvienne à avoir dans les écoles cet ouvrage élémentaire sur les eaux dont nous parlions aussi. On étudiera cette chimie sublime qui deviendra d'autant plus sage, qu'elle sera mieux connue; et qu'approchant le plus près qu'il est possible de la nature, on pourra avec plus de plausibilité qu'on ne la fait jusqu'ici, en essayer l'application au corps vivant, et entrevoir les changemens chimiques que les minéraux des eaux peuvent y opérer.

Ce chef-d'œuvre sera dû aux soins et aux travaux de M. Venel, célèbre professeur de Montpellier, et de M. Bayen, chimiste, apothicaire major des armées. Leur réputation est faite ; on sait qu'ils ont, par ordre du roi, examiné sur les lieux toutes les eaux du royaume ; leur visite et leurs analyses à celles de notre patrie y ont déjà répandu beaucoup de lumières ; et nous marchons moins à tâtons depuis que nous avons été orientés sur beaucoup d'objets importans par ces deux savans hommes. Ils ont de même éclairé tous les lieux où ils ont passé ; il n'y aura plus qu'à glaner dans ces champs défrichés et cultivés par nos maîtres : ils y ont fait une abondante moisson dont ils doivent compte au public qui en a besoin.

Notre médecine marchera comme ci-devant, et nous continuerons notre journal et nos observations, non point seulement pour en grossir et publier des listes fastidieuses aux connoisseurs, mais pour choisir celles qui se trouveront les plus propres à établir et constater les vertus des eaux, et sur-tout à porter de nouvelles lumières dans l'histoire de l'économie animale. Nous l'avons déjà fait sentir, ce dernier objet nous occupe principalement.

La connoïssance de l'homme physique et moral nous paroît être le but auquel doivent tendre tous les efforts et toutes les études d'un médecin philosophe. Qu'il y ait des praticiens qui s'attachent uniquement à la recherche, à la publication et à l'emploi des remèdes ; cela ne nous étonne point, et est parfaitement dans l'ordre des choses. C'est le vrai moyen d'acquérir des richesses et une sorte de réputation populaire qui peut en imposer et donner quelque air de relief, même aux plus vils et aux plus plats vendeurs de drogues. Que de fort honnêtes gens disent s'occuper de la médecine uniquement dans la vue de faire du bien à leurs semblables, et de leur être utiles dans les maladies ; ces motifs sont très-respectables, et ont sans doute leurs droits sur toute ame bien née. Mais il faut convenir qu'ils servent trop de prétexte aux plus mauvais citoyens, comme aux meilleurs, et que trop souvent aussi le monde confond l'yvraie avec le bon grain.

Il est une autre manière d'étudier et de méditer la médecine ; c'est de se laisser conduire par une sorte de curiosité philosophique, qui se plaît à la contemplation de la nature, celle des lois de l'économie animale, du choc des opinions diverses sur ces objets, de l'étendue et des ressources de la médecine, de ses droits sur chaque pays, chaque ménage, chaque individu, des tournures diverses que cet art prend dans chaque siècle, dans chaque pays. Le tableau général résultant de l'assemblage de ces objets, est très-piquant et fort instructif.

Voilà comme nous voudrions qu'on étudiât la médecine, ou que du moins quelques esprits au-dessus du commun des guérisseurs, s'en occupassent. *Medici toti non sint in curarum sordibus*, disoit le grand Baron. C'est sous ce point de vue que nous avons tâché d'examiner nos eaux; et nous les traiterons par la suite d'après le même plan, faisant toujours marcher à côté de leur histoire celle de la médecine et de ses révolutions. Il faudra sur-tout insister et revenir à plusieurs reprises sur l'histoire des combats du dogme légal, contre l'empirisme illicite si naturel aux hommes. Il faudra parler de cette envie de dominer et de décider en fait de maladies, qui entache presque tous les esprits et les cœurs, et qui sert de pâture à l'amour-propre de tout le monde.

Nous avons déjà fait quelques réflexions sur cette matière : il en reste beaucoup d'autres qui pourront se présenter dans la suite, et qui amèneront peu à peu une foule de discussions et de questions non moins agréables qu'utiles pour ceux qui sont à portée de les entendre. Hippocrate mettoit à côté des Dieux, l'homme qui connoît et cultive la médecine philosophique.

MALADIES CHRONIQUES.

PREMIÈRE PARTIE.

La vie. La santé. L'action particulière de chaque partie. Les tempéramens. L'organisme résultant des diverses actions des parties. La tête, les régions épigastrique et précordiale, trois centres notables et le vrai trépied de la vie. Le tissu cellulaire. Les mouvemens essentiels à chaque fonction. Les maladies. L'inflammation. Les effets du corps muqueux dans le sang. Les causes générales d'incommodité et de maladie. La marche des maladies, la même dans les aiguës et dans les chroniques. Leurs divers temps ou périodes. Leur irritation, leur coction, leur excrétion, tous phénomènes aussi apparens dans les chroniques que dans les aiguës. La fièvre. L'influence des entrailles comme cause d'incommodité et de maladie. Des poisons et des corps étrangers, comme causes de maladie. L'objet principal du traitement est de simplifier une maladie compliquée, et de faire qu'une chronique devienne aiguë. Le travail de la guérison comparable à celui d'une excrétion naturelle. L'expectation dans les maladies chroniques.

CE n'est qu'à la faveur de l'observation, que nous allons tâcher de dévoiler l'histoire de nos eaux. Nous avons à les louer ; mais nous avons aussi à modérer les éloges que la renommée en publie. Commençons par une exposition des causes et des phénomènes de la santé et des maladies.

THÉORÈME PREMIER. Le corps vivant est un assemblage de plusieurs organes qui vivent chacun à leur manière, qui sentent plus ou moins, et qui se meuvent, agissent ou se reposent dans des temps marqués; car, suivant Hippocrate, toutes les parties des animaux sont animées.

II. Les parties qui composent cet assemblage sont liées entr'elles par une substance spongieuse, muqueuse, cellulaire, au sein de laquelle les organes, qui sont autant d'expensions des nerfs, sont logés et implantés, comme les fleurs et les fruits le sont dans leurs boutons.

III. La vie générale, qui est la somme de toutes les vies particulières, consiste dans un flux de mouvemens réglé et mesuré, qui se fait successivement dans chaque partie, détermine l'exercice de ses fonctions, et forme la trame entière de notre vie. C'est ainsi que toutes les parties sont causes, principes, et causes finales.

IV. Il est une série de mouvemens et de fonctions propre à chaque âge et à chaque sexe. Ces diverses séries, et d'autres causes qui seront rapportées plus bas, forment la vie particulière de chaque individu : elles produisent aussi la santé, lorsqu'elles sont secondées par une distribution louable du suc alimentaire; car la santé est une modification de la vie, sujette à varier même dans un sujet déterminé.

V. Mais comme la santé n'est pas constante et uniforme, il n'en est pas non plus de parfaite; c'est-à-dire qu'il n'existe pas un état parfait des parties et de leurs mouvemens. Cet état se conçoit seulement comme l'on conçoit le mouvement perpétuel, ou la matière première en physique, la privation absolue de frottement en mécanique, le changement à volonté des mixtes en chimie, et le point sans étendue en mathématique; d'où vient qu'on peut le regarder comme l'objet idéal de la médecine.

VI. La vie ou la santé particulière dont chaque homme jouit, laquelle s'éloigne ou s'approche de la santé parfaite, selon l'action plus ou moins énergique de certains organes, établit les divers tempéramens ou les divers ordres des fonctions.

VII. Ces tempéramens divers forment les diverses santés particulières; ils ont tous des rapports mutuels , et les différences qui s'y rencontrent, ne les empêchent pas de subsister chacun dans leur espèce.

VIII. Il est des fonctions générales, ou des fonctions communes à tous les tempéramens ; savoir, l'action du cerveau et des nerfs, l'action du cœur, la respiration et la digestion. Ces fonctions, par leur concert mutuel, favorisent l'exercice de la vie et la conservent, et elles sont la source des changemens notables que le corps éprouve.

IX. L'estomac, organe principal de la digestion, réveille et attire à lui l'action des autres organes, et de toutes les parties, pour qu'ils l'aident dans sa fonction. Cette fonction de l'estomac consiste à extraire le suc muqueux des alimens, suc qui est ensuite séparé des matières grossières, et mêlé au sang par les puissances digestives, en suivant la direction de leurs mouvemens, qui se portent de l'estomac aux intestins et au mésentère.

X. Par la force du cœur et de la respiration, les mouvemens sont déterminés de toutes les parties du corps vers sa circonférence. Dans ce cours circulaire des mouvemens, le chyle est converti en sang; la matière muqueuse, albumineuse ou nourricière est séparée et appliquée en manière de petites lames à la substance cellulaire, d'où les parties, ou plutôt le tissu cellulaire lui-même tire sa force et son accroissement.

XI. Les nerfs dont le dépôt commun est au cerveau, sont les organes les mieux pourvus de vitalité. Leurs fibrilles qui se distribuent à tout le corps, et dont l'arrangement varie suivant l'usage qu'elles doivent produire, constituent l'action différente de chaque partie, ou la différence de sentiment qui règle leurs fonctions. Le système nerveux peut, eu égard à ses propriétés essentielles, être comparé à un polype, dont les racines ou les bouches s'étendent aux organes des sens, et à toutes les parties, donnant à chacune l'espèce de sensibilité et d'activité ou de mouvement vital dont elles sont pourvues, et que le sentiment gouverne; car la vie n'est que sentiment et mouvement.

XII. Le cerveau, le cœur et le ventricule sont donc le triumvirat, le trépied de la vie : par leur union et leur concert merveilleux, ils pourvoient à la vie de chaque partie, et à chaque fonction; ils sont enfin les trois principaux centres d'où partent le sentiment et le mouvement, et où ils reviennent après avoir circulé; car la santé se soutient par cette circulation constante.

XIII. Les fonctions particulières, comme les secrétions et les excrétions, le mouvement musculaire, le sommeil et la veille, l'usage des sens internes et externes sont subordonnés et doivent leur conservation aux trois causes générales précédentes. Toute fonction a de plus une manière de s'exécuter déterminée et symétrique. Dans chaque excrétion, par exemple, il y a une force qui apprête, une autre qui travaille, et une troisième qui évacue ; après quoi l'organe reprend son premier état. Mais comme cet ordre symétrique est sujet à être dérangé par les affections de l'ame, il faut toujours bien prendre garde à ces affections.

XIV. Quoiqu'il existe des fonctions générales, communes à tous les individus ; quoique les nerfs soient dans tous, les modérateurs des parties; quoique l'ouvrage de la digestion, la sanguification et la nutrition, reconnoissent universellement le même mode et la même matière : tout cela est pourtant marqué dans chaque sujet d'un caractère propre et distinct résultant de l'âge, du sexe et du tempérament. Ce caractère qu'on a nommé idiosyncrasie, se rencontre dans les animaux et les végétaux de toute espèce.

XV. Il règne dans les lois de l'économie animale un art merveilleux qu'on n'imitera jamais. Le chimiste et le mécanicien ont beau le rechercher ou se flatter de le connoître, jamais ils ne parviendront, l'un à faire du sang, et l'autre une machine semblable au cœur, au cerveau, ou à l'estomac; à plus forte raison ne connoîtront-ils jamais les rapports qui font l'harmonie des organes : la nature est plus profonde que le plus sublime mathématicien, physicien ou chimiste.

XVI. Il y a donc trop loin des lois de la chimie et de la mécanique, à celles de la nature. Appliquons-nous par conséquent à observer les phénomènes qui se passent dans le corps vivant, à connoître le génie de tous les organes, leurs liaisons, l'ordre des fonctions, et les temps où elles s'exécutent : toutes ces choses dépendent de certains mouvemens qu'on peut apercevoir, mouvemens qui sont les vrais fondemens, la base de notre art, et qui méritent de fixer à jamais notre attention.

XVII. Par maladie on doit entendre un dérangement dans les fonctions, dépendant de quelque vice organique, ou de l'action augmentée ou diminuée de quelque partie; car nous sommes malades, a-t-on dit, quand nos fonctions sont troublées, ou quand l'énergie de nos parties, leur ton est détruit. L'on trouve dans Aretée et dans d'autres médecins, des vestiges de l'organisme, qui a été depuis peu mieux compris et mieux développé qu'il ne l'avoit été jusqu'ici. Comme c'est de cet organisme bien conçu que dépend la connoissance de la santé et des maladies, il sera par conséquent fort utile d'y lier les observations que nous rapporterons dans la suite. Nous demandons donc pour l'exercice de la santé, une suite dans les mouvemens organiques, réglée et déterminée : quand ils s'écartent de cette harmonie, il en naît ce que nous appelons indisposition ou maladie.

XVIII. Le tempérament, l'âge, le sexe et l'idiosyncrasie constituent presque toujours un état de maladie, du moins en comparaison d'une meilleure santé dont nous pourrions jouir. Ainsi on a eu raison de dire que nous sommes malades tous tant que nous sommes, et que notre vie n'est qu'une chaîne de maux qui se succèdent sans interruption, n'y ayant personne dont les forces ne souffrent à chaque instant quelque déchet, ou, comme le dit Celse, qui n'ait quelque partie malade.

XIX. Le travail de la digestion, le sommeil, une profonde ou longue méditation, les fortes affections de l'esprit, et toutes les autres choses de cette nature qui produisent un changement universel dans le corps, pourroient être regardés comme de légères maladies, puisqu'elles gênent la liberté des mouvemens qui fait la bonne santé. L'ouvrage de la digestion, par exemple, offre l'image des premières traces des maladies. L'estomac irrité par la présence des alimens, produit d'abord des secousses de tout le corps; il détermine ensuite du dehors au dedans les mouvemens qui se reportent au dehors, d'où naît l'exercice constant et réglé des forces centripètes et centrifuges : or tout cela a lieu à peu près de même dans les maladies bien caractérisées. Ainsi la digestion, et sur-tout une digestion laborieuse, ne diffère point d'un accès de fièvre, ou du travail organique de la suppuration.

XX. Les maladies doivent être distinguées, selon que leur caractère est plus ou moins marqué et indestructible, en opiniâtres, en régulières ou irrégulières, en évidentes ou occultes, en courtes ou longues, en graves ou légères, en bénignes ou mortelles. Les maladies sont bénignes quand elles remettent l'idiosyncrasie dans ses droits; elles sont mortelles, ou essentiellement, quand elles éludent tous les efforts de l'art, et qu'elles s'augmentent de jour en jour; ou accidentellement, quand on commet des fautes dans le traitement, ou qu'on les abandonne à la nature, déjà trop foible pour les surmonter. Il y a aussi des maladies incurables qui ne sont point mortelles, parce que la vie peut subsister avec elles. De là naissent des espèces de tempéramens factices, immuables, qui ont fréquemment lieu dans les longues affections.

XXI. Chaque maladie a sa marche et sa révolution, ou un espace de temps qu'elle parcourt; elle a ses temps d'accès et de durée qu'il est, pour ainsi dire, impossible de changer. Un observateur attentif peut y remarquer dans toutes, comme dans l'excrétion d'une glande, ou dans l'ouvrage de la digestion, 1° certain changement du corps, qui annonce les approches de la maladie ou sa préparation; 2° les phénomènes qui indiquent sa présence ou sa formation; 3° l'effort combiné de tous les organes, qui termine la maladie, soit en la déracinant tout-à-fait et ramenant la santé, soit en la changeant en une autre, ou bien cet effort cède lui-même à la violence du mal, et s'éteint avec la vie du malade. Cet ordre des changemens, qui est commun à toutes les maladies, paroît établir entr'elles la ressemblance de forme qu'Hippocrate a dit leur appartenir, et que leur véhémence ou leur petitesse, leur lenteur ou leur célérité, etc. ne sauroient leur ôter.

XXII. Maintenant, qu'on regarde la maladie comme un effort salutaire que fait la nature pour se mettre en liberté, ou comme un désordre dans les mouvemens, qui tend à la destruction de notre machine : c'est une question que nous renvoyons à l'école, à l'exemple des vrais médecins cliniques, qui ne s'occupent point de ces sortes de discussions métaphysiques; d'autant que l'une et l'autre opinions peuvent être renversées de fond en comble, et sont également à craindre, à cause des doutes qu'elles font naître sur le pouvoir qu'a la nature dans les maladies, la fin qu'elle s'y propose, et sur la retenue que le médecin doit y garder, ou sur l'activité qu'il doit y apporter. Qu'on vante donc tant qu'on voudra ces opinions, le devoir du médecin est de se préserver de tout esprit de système, de s'appliquer à connoître les cas où il doit agir, et ceux où il doit être simple spectateur, et d'éviter sur-tout l'excès dans lequel tombent ceux qui violentent la nature, ou ne lui prêtent pas assez de secours, parce qu'ils n'ont pas une connoissance exacte ou suffisante du caractère des maladies, de leurs temps, de leur marche, de leurs symptômes, et en un mot, de l'art de guérir.

XXIII. Pour nous garantir surement de ces erreurs, citons pour exemple une maladie simple, que l'on peut assez bien comparer à une fonction excrétoire, ainsi que nous l'avons insinué plus haut. Il est effectivement des signes qui indiquent les approches de la maladie ou sa formation; il en est d'autres qui marquent son état et sa terminaison heureuse et malheureuse. De même dans une maladie d'irritation, la partie affectée reçoit d'abord une somme de forces plus grande que de coutume, elle est simplement plus animée: c'est là le premier temps, ou temps d'irritation;

lequel répond assez bien à celui de l'érection d'une glande qui se dispose au travail de l'excrétion. Quand le mouvement de la partie affectée s'est entièrement accru, et ne peut plus s'accroître, ce temps est le second de la maladie, celui de sa maturité, qu'accompagnent des phénomènes semblables à ceux de l'érection ou l'orgasme d'une glande. Enfin lorsque la maladie est terminée, et que la partie, ainsi que la glande après son travail, a repris son repos ou est sur le point de le reprendre, c'est là le troisième ou dernier temps, celui de l'excrétion achevée. Tout cela sera éclairci dans la suite.

XXIV. Pendant que ces changemens se passent dans un corps malade, il s'y fait une commotion, les forces y agissent inégalement, l'ordre des mouvemens naturels se déconcerte, se trouble. Telle est l'origine de la fièvre, dont les symptômes sont un sentiment de froid et de chaud contre nature, qui se succèdent dans un ordre régulier ou irrégulier, la fréquence du pouls, sa foiblesse ou sa force, qui durent plus que dans aucune fonction naturelle. On peut par là concilier les divers auteurs, les anciens avec les modernes, les théoriciens avec les cliniques, sur le mécanisme de la fièvre. Cette maladie provenant d'une distribution inégale des forces, il arrive que certaines parties, comme est sur-tout le cœur, éprouvent une action vive et tumultueuse. Ce qu'on vient de dire ne regarde seulement que quelques phénomènes de la fièvre; car il est aussi difficile de dire au juste ce qu'est sa nature, qu'il l'est de dire ce qu'est la nature du mouvement, celle de la chaleur et d'autres choses semblables. D'ailleurs, comme une expérience bien suivie suffit, ou apprend plus que toute la subtilité du raisonnement, nous renvoyons aux lits des malades ceux qui voudront acquérir une connoissance de la fièvre. Ce parti, que tout le monde peut prendre, si on y eût bien pris garde, auroit dû faire renoncer à bien des détails ennuyeux qu'on nous a donnés sur la nature de cette maladie, que l'on peut même regarder en général sur le pied de toutes les autres affections, étant comme elles plus ou moins sensible ou insensible, générale ou particulière, et toujours leur compagne, si elle n'en fait la partie essentielle.

XXV. Toute fièvre a trois temps principaux, ou trois divisions. Quand, par exemple, elle prend sa source dans l'estomac, c'est à ce viscère que son premier temps appartient; le second temps est lorsqu'elle se communique à quelque partie sympathiquement, et le troisième est lorsqu'elle se termine. On peut, suivant l'ordre de ces trois temps, distinguer chaque fièvre, ou chaque maladie prise en total, en trois espèces particulières; le désordre que cause dans un viscère l'irritation qu'il éprouve, constituera la première fièvre, ou fièvre d'irritation; la seconde sera la fièvre de coction, laquelle est due à une action vive et énergique de la partie affectée; et la troisième, celle où la partie fait le dernier effort pour se rétablir, sera la fièvre d'évacuation, qui est la voie assez ordinaire par laquelle les maladies se terminent. Quelquefois ces trois temps, ou ces trois fièvres gardent entr'elles des intervalles assez égaux, et assez longs pour pouvoir être distinguées; souvent aussi leur marche est inégale et confuse. De là naît une division des maladies en simples, en compliquées et en intermittentes; il en est aussi d'originaires, d'accidentelles et de composées. Les trois temps dont nous venons de parler existent de même dans les affections chroniques, et ils y sont plus ou moins séparés et sensibles, selon la nature de la partie affectée, l'âge et le tempérament du malade : c'est ce que l'observation démontre. Les anciens ont eu raison de distinguer dans les maladies leur commencement, leur accroissement, leur ét atet leur terminaison. Cependant comme il arrive quelquefois que les symptômes sont dans l'état, ou à la fin, tels qu'au commencement, ou plus légers dans l'état que dans l'augment, il ne faut pas trop s'en rapporter à ces divisions des anciens : celle que nous venons de proposer paroît plus claire et plus sûre, et ne sera peut-être pas sans utilité.

XXVI. Il faudroit, pour bien connoître la fièvre, être bien instruit de l'inflammation et de ses effets; car l'inflammation accompagne bien des maladies, et en est la cause ou l'effet : cependant il ne faut pas croire ou s'imaginer qu'elle se rencontre dans toutes. Cet excès auquel se sont livrés quelques modernes, pourroit justement faire douter s'ils n'ont pas été moins sages et moins heureux que les anciens sur le fait de l'inflammation elle-même, dont ils ont poussé trop loin la théorie, comme le traitement, et souvent aussi confondu les vraies indications curatives, se laissant ainsi surprendre par le faux éclat de leur savoir. Les maux qu'a causés de nos jours la doctrine dont nous parlons, sont assez connus. Afin d'éteindre la source de ces maux, notre première attention sera de ne point relever une foule de questions minutieuses, qui n'ont que trop grossi les écrits de Vieussens et de Chirac, maîtres fameux en cette matière, sur laquelle on pourroit dire que les philosophes se sont joués.

XXVII. On doit entendre par inflammation, en médecine, un amas de sang, de feu ou de chaleur et de forces dans une partie, lequel s'est fait par le moyen des nerfs et des vaisseaux qui la composent : ces vaisseaux, dont les liqueurs peuvent se porter en avant ou en arrière, fluer ou refluer suivant la détermination des oscillations ou de la force qui les meut, sont comme autant de puissances en érection, dont l'effort est dirigé vers un centre particulier. Le lieu où réside ce centre, est ordinairement le tissu cellulaire, dont quelques lames, entortillées entr'elles, font le même effet qu'une épine enfoncée dans les chairs; de manière qu'on a eu assez de raison d'appeler une partie enflammée, *furens*, furieuse, puisqu'étant devenue l'aboutissant de l'effort des autres parties, elle a une action considérable qui lui fait attirer ou repousser vivement les humeurs.

XXVIII. Il y a dans toute inflammation vraie, un ou plusieurs centres ou noyaux formés par la compression des lames du tissu cellulaire, et par leur collement. C'est la facilité qu'ont ces lames à se coller entr'elles, lorsqu'elles restent quelque temps sans action, qui empêche qu'une partie enflammée ne se guérisse, ou ne se résolve jamais parfaitement, comme le prouvent les callosités qu'on remarque toujours à la suite des inflammations vraies; du moins est-il bien vrai qu'une résolution parfaite dans ce cas, est un cas très-rare.

XXIX. Enfin le simple gonflement des veines et des artères, ou de leurs ramifications, tel que dans les varices et les anévrismes, ne doit pas plus être rapporté à l'inflammation, que les œdèmes, les taches et les ecchymoses, qu'on trouve souvent dans les cadavres qu'on ouvre. Pour ne pas se méprendre dans ces sortes d'ouvertures, il faut soigneusement laver les parties dans de l'eau : si après cela il reste des callosités, il n'y aura point à douter que l'inflammation n'ait existé, pourvu que les signes qui la caractérisent, savoir la douleur, la célérité dans la maladie, la fièvre, et un véritable état de spasme, aient été observés dans le vivant. Mais si on ne découvre point de callosité, sur-tout dans les organes qui ne sont pas membraneux, l'on pourra croire que les engorgemens, s'il y en a, doivent leur existence au relâchement, et non à l'inflammation, ou à un surcroît d'action des parties affectées ; ce qui doit être bien distingué, à cause de l'importante utilité qu'on peut en retirer tous les jours dans la pratique.

XXX. L'organe cellulaire, ou tissu muqueux, est donc le siége de l'inflammation, et la cause du gonflement qui l'accompagne ; car il est rare qu'il se forme des tumeurs dans les parties simplement membraneuses, dans lesquelles il n'y a pas de tissu cellulaire ; l'organe cellulaire fournit d'ailleurs une matière muqueuse ou gélatineuse, propre à former des callosités et à les faire croître. Cette matière (originairement partie mucilagineuse des alimens) est le suc nourricier qui ne s'est pas encore converti en lames, et qui, dans beaucoup de maladies, abonde dans le sang, ne pouvant pas être reçu dans le tissu cellulaire, comme la bile y abonde, quand elle ne se sépare pas dans le foie. Nous observons à ce sujet, que comme l'inflammation du foie ne produit pas toujours l'ictère, de même toute affection de la peau ou de son tissu cellulaire n'engendre pas toujours une pléthore du suc nourricier, parce qu'il n'en reflue pas assez dans le sang. Le suc gélatineux ou nourricier, pour raison de sa surabondance et de la facilité qu'il a de concretre, est encore la cause de ces couennes ou pellicules qui surnagent dans le sang tiré des veines, pellicules qui sont plus ou moins épaisses et dures, selon la durée du temps que le sang repose dans les palettes. On attribue donc mal à propos ces pellicules à la chaleur de la fièvre, qui n'est jamais assez forte pour pouvoir produire une concrétion. On n'a pas plus de raison de les attribuer à une humeur morbifique qui souvent n'existe pas, comme, par exemple, dans une inflammation occasionnée par une ligature faite dans un corps sain. Il y a donc dans presque toutes les maladies, pléthore du suc nourricier ; et les concrétions qui se forment sur la surface du sang dans les affections aiguës et chroniques, ne sont autre chose que ce même suc qui n'a pas pu se loger dans le tissu cellulaire. Le suc nourricier est encore la cause de la blancheur du sang qu'on tire aux nourrices, blancheur qui en impose à certains médecins qui la prennent, surtout s'il y a fièvre, pour le produit d'une humeur corrompue. Enfin, comme le lait reflue quelquefois des mamelles dans le sang, le suc nourricier y reflue de même; voila pourquoi le sang de certaines femmes grosses a été trouvé de la couleur du lait.

XXXI. De la mauvaise application du suc nourricier proviennent les noyaux des inflammations, les callosités, les cicatrices, nombre de tumeurs squirreuses, les concrétions polypeuses, même celles des vaisseaux sanguins, qui arrivent surtout lorsque leur ton a été affoibli par l'excès des saignées. Ce même suc, par son mélange avec le sang, fournit la matière, tant des humeurs hétérogènes qui s'engendrent dans les maladies et s'évacuent par les urines, les crachats et les sueurs, que des abcès et des métastases: il fournit aussi la matière critique de l'inflammation, matière que Galien a prise mal à propos pour du pus; car le vrai pus, dit Hippocrate, se forme de la chair, et non du sang et des autres humeurs; d'ailleurs cette matière se mêle avec les urines, au lieu que le vrai pus ne s'y mêle point. Le suc muqueux est encore souvent la matière des crises.

louables des diverses maladies. Enfin quand il s'engage dans le tissu spongieux, il devient la cause matérielle de la gangrène et du sphacèle, mais par un mécanisme différent de la putréfaction cadavéreuse; car l'odeur qu'exhale une partie gangrenée n'a pas plus de rapport avec l'odeur de la pourriture, que n'en a celle des matières fécales: ainsi la prétendue vertu spécifique des anti-septiques, tant vantée contre la gangrène, est fort ébranlée par l'observation. La résolution, la suppuration, les œdématies, la pléthore particulière des vaisseaux ou leur inanition; tous ces phénomènes par lesquels se terminent, tant les maladies aiguës que les chroniques, dépendent toujours de la différence de lésion des parties organiques.

XXXII. Quant aux miasmes et corpuscules délétères, poisons et virus de toute espèce, qu'on sait être la cause matérielle de bien des maux, et contre lesquels on vante bien des spécifiques, il est très-certain qu'il existe de ces miasmes; mais, 1°. leur nature est encore absolument inconnue, et peut-être le sera-t-elle toujours; 2° il est d'expérience certaine que ces miasmes n'affectent les corps que selon les dispositions qu'ils y trouvent; de sorte que (et ceci mérite d'être bien remarqué) ce qui nuit à une partie, est souvent salutaire à une autre; 3° la guérison d'un corps infecté de ces miasmes, qu'elle s'obtienne par des spécifiques ou autrement, est toujours subordonnée, de même que les phénomènes qui l'accompagnent, aux lois de la vie, ou au mouvement et à la sensibilité des parties et à l'ordre de leurs fonctions: d'où il suit, 1º que la nature des miasmes nous étant entièrement inconnue, les moyens de les combattre surpassent nos forces, la raison ne pouvant pas nous la fournir; 2º que l'objet du médecin, à l'égard de ces substances pernicieuses, est de s'attacher à bien connoître les tempéramens ou les idiosyncrasies qu'elles peuvent affecter; 3º qu'il seroit important sur-tout de connoître par quels mouvemens l'art ou la nature parviennent à détruire les miasmes, afin de pouvoir régler ces mouvemens, de les calmer ou de les exciter suivant l'exigence des cas.

XXXIII. Soit pour exemple le virus variolique. L'on dit que dans certains temps il se transporte d'un pays dans un autre, je l'accorde: mais pourquoi reste-il ordinairement sans effet dans ceux qui ont déjà eu la petite vérole? car il est indubitable qu'il s'insinue dans le sang de ces personnes en se mêlant avec l'air de la respiration, avec la salive et les alimens. Qui plus est, pourquoi n'agit-il point sur ceux qui sont encore dans le troisième temps de la maladie? on ne peut pas dire que cela vient de ce qu'il trouve des entraves, puisque quand on le communique par insertion, il donne la petite vérole à ceux qui ne l'ont pas encore eue. Il faut donc croire que s'il n'agit pas, c'est qu'il ne trouve pas le corps dans une disposition favorable, disposition qui a été détruite dans ceux qui ont eu la petite vérole. Cette même disposition est donc en partie la cause principale de cette maladie : par conséquent l'aptitude à recevoir l'impression des miasmes varioliques, et les divers phénomènes ou effets qu'ils produisent, sont les véritables objets qui méritent l'application du médecin. Tout le reste n'est qu'accessoire et trop éloigné de sa portée.

XXXIV. Comme la disposition du corps est la cause de la stérilité ou de la fécondité des femmes, elle l'est aussi de l'impression des miasmes varioliques. L'on ne compareroit pas mal les accidens qu'on éprouve au commencement d'une maladie, avec les phénomènes de la génération ; car dans l'un et l'autre cas on sent une je ne sais quelle secousse subite, l'ordre des mouvemens est changé, et celui qui s'établit ne disparoît que quand il s'est fait une excrétion. S'il est des tempéramens qui fécondent aisément le germe des maladies, s'il en est même qui les convertissent toutes en celles qui leur sont propres, comme on le voit par l'exemple des asthmatiques, des goutteux et de bien d'autres sujets infirmes qui, dans une épidémie, sont atteints de l'asthme, de la goutte, etc. soit que la pleurésie, l'angine, etc. règnent; il se trouve aussi des tempéramens si bien constitués, qu'ils résistent à l'action de la plupart des miasmes, et se familiarisent même avec les poisons. Le tempérament et l'idiosyncrasie sont donc le vrai champ des maladies qu'ensemencent l'air, les eaux et les autres choses non naturelles : les soins du médecin, qui en est le cultivateur, consistent à en écarter habilement tout ce qui est nuisible, ou à ôter aux semences (qui sont immuables) l'aliment qui peut les féconder en changeant la disposition du corps. C'est encore la constitution naturelle qui rend, par exemple, les Turcs sujets à la peste, les Anglois à la suette, etc. Il faut donc que le médecin s'applique à bien connoître les tempéramens qui sont la source de bien des affections; et il ne doit pas se livrer tout entier, comme le font certains, à l'étude des épidémies et des maladies de certains pays, dont ils nous donnent d'amples et de riches descriptions, qui sont à peu près toujours les mêmes, tandis qu'ils négligent l'histoire du corps vivant : en un mot, il importe moins au médecin de savoir quelles constitutions de l'air causent les épidémies, que de connoître les tempéramens qui peuvent en être affectés. Que tout médecin, dit Hippocrate, s'applique à connoître l'homme, non pas seulement par rapport à ce qu'il mange ou boit; car ce seroit peu de chose, par exemple, de savoir que le fromage lui est contraire: l'homme est sujet à bien d'autres causes de maladies. D'ailleurs le fromage n'est pas un aliment mauvais de sa nature; s'il étoit tel, il incommoderoit tout le monde: or pourquoi cela n'arrive-t-il pas? quelle est la disposition du corps capable de résister à ses mauvais effets? voilà ce qu'il faut principalement savoir.

XXXV. Occupons-nous des causes prochaines et immédiates des maladies, et des lésions réciproques entre les organes. De tout temps les médecins cliniques sont convenus que l'estomac et les viscères circonvoisins sont les organes les plus féconds en maladies: il y en a peu en effet où l'estomac ne joue au moins le second rôle, et dans lesquelles il ne devienne bientôt principal acteur, à cause de la correspondance qu'il a avec toutes les parties; correspondance prouvée par une foule de faits dont nous avons rapporté une partie ailleurs, et dont l'autre partie est assez connue. C'est pourquoi les médecins, dans le traitement des maladies, s'appliquent sur-tout à bien connoître l'état de l'estomac, et ne comptent sur la convalescence que lorsque ce viscère est bien rétabli. C'est d'après ces vérités connues, qu'Horace a dit que Promethée avoit pourvu l'estomac d'une faculté merveilleuse; que Galien a regardé cet organe comme l'entrepôt de l'action des autres parties, et que

Van-Helmont l'a considéré, non point, dit-il, à la façon de Galien, comme un sac ou un vaisseau destiné à cuire les alimens, mais comme un organe vivant, qui, de même qu'un animal, goûte, flaire et a divers appétits, ainsi que ses dégoûts, qui sont quelquefois tels, qu'un homme aimeroit mieux mourir que d'avaler une seule bouchée d'un aliment que son estomac abhorre. Voyons maintenant comment les affections de l'estomac en peuvent causer dans les autres organes, et comment ces dernieres deviennent idiopathiques, de sympathiques qu'elles sont d'abord. Il est sur-tout bien nécessaire de remarquer la durée de ces maladies sympathiques, afin de les connoître quand elles sont devenues idiopathiques.

XXXVI. Lorsque quelqu'un prend ou fait prendre des alimens en trop grande quantité, ou d'une nature opposée, il s'élève un conflit dans le ventre, qui se ferme inférieurement; et les esprits se portant dans toutes les parties, ils les refroidissent. Tel étoit le langage d'Hippocrate; langage trop généralisé, qui fait bien voir qu'il étoit homme, comme il le dit lui-même. On auroit à lui demander par quelles voies les esprits iroient de l'estomac dans les autres parties leur imprimer le caractère de ses maux? Ceux qui ont attribué cet effet à des nuées de vapeurs qu'ils ont supposées s'élever des entrailles, ont aussi trop généralisé leur opinion. Je n'en excepte point Van-Helmont, qui a imaginé son archée, être métaphysique, sujet au caprice, à la colère et à l'enjouement; ni les anatomistes et les chimistes qui ont mis en avant leurs fermens, auxquels on peut rapporter la saburre ou les humeurs épaisses de l'estomac, source prétendue d'obstructions, qui ne diffèrent des fermens que par le nom. Toutes ces opinions, qui appartiennent à des hommes célèbres, sont sujettes à bien des difficultés: je ne pense pourtant pas qu'on dût entièrement les condamner et les rejeter. L'hypothèse des esprits, ou l'*impetum faciens* d'Hippocrate, vient de nous être retracée depuis peu avec beaucoup d'habileté par un auteur très-distingué, devenu l'ornement de son école par son zèle et par les soins qu'il prend de l'épurer, et d'y faire germer la doctrine que son docte collègue Van-Swieten a recueillie. Cette hypothèse refleurira indubitablement quand elle aura été touchée par une main aussi habile. Qui peut ne pas admirer la fécondité et la profonde sagacité de Van-Helmont! Toutes ces productions méritent donc d'être transmises à la postérité.

XXXVII. Notre siècle est assez éclairé et assez ami du vrai, pour faire bientôt disparoître les hypothèses mal assurées. Il y a long-temps que nos maîtres se sont occupés sérieusement d'opinions très-rebattues. Hecquet soutenoit que les matières épaisses et visqueuses ne pouvoient pas passer de l'estomac dans le sang par les orifices des vaisseaux lactés. Andry, convenant tacitement de cette vérité par rapport aux matières grossières, usa d'un subterfuge, en disant que celles qui étoient très-fluides et ténues, pouvoient s'insinuer dans les vaisseaux lactés, et aller épaissir les humeurs ou les dissoudre, par leur acrimonie; mais il n'est pas vraisemblable que des matières aussi ténues puissent épaissir. Par ces âcres, il faut entendre des corps hérissés de pointes : c'est là l'idée de l'acrimonie mécanique, ou de l'acrimonie produite par le broyement des globules du chyle. Or, pourquoi ces pointes ne s'accrochent-elles pas, dès leur entrée, dans les tuyaux lactés, qui ont un plus petit diamètre que les vaisseaux dans lesquels elles s'arrêtent et causent des inflammations ? Quelle cause encore peut déterminer ces corps hétérogènes confondus dans la masse des humeurs, seulement vers une partie enflammée et douloureuse ? De plus, on ne peut guères se persuader que, dans les fièvres aiguës, où la peau et la langue sont arides, les intestins dans un serrement convulsif, et presque toutes les secrétions supprimées, les redoublemens soient causés par une humeur croupissante dans les intestins et absorbée dans le sang. Lors, dit-on, que la matière fébrille, devenue assez épaisse, passe sans interruption, des premières voies dans le lit de la circulation, la fièvre est continue; quand elle n'y passe que par intervalles, ou qu'elle est plus abondante ou plus viciée dans certains temps que dans d'autres, elle produit des redoublemens. Mais seroit-il possible que dans le temps que toutes les parties sont dans un état de serrement convulsif, les vaisseaux du chyle seuls s'acquittassent de leurs fonctions, et donnassent passage à des matières visqueuses ou âcres, tandis que l'observation fait voir que dans certaines maladies aiguës, de l'eau simple même dont on use, est ou retenue dans les intestins, ou aussi promptement évacuée par les selles, qu'elle l'est dans la lienterie? On a beau prétendre, et vouloir persuader à certaines gens, accoutumés à se repaître de chimères, qu'une matière corrompue, nichée dans les premiéres voies, devient, en passant dans le sang, la cause la plus ordinaire des maladies : cependant on ne peut pas douter que dans les maladies aiguës, il ne se trouve quelquefois dans l'estomac et les intestins, bien des matières accumulées qu'il faut évacuer, et que le sang n'y en dépose beaucoup d'autres, pendant la durée de ces maladies. On ne peut pas non plus nier qu'il ne se mêle quelquefois au sang, même en santé, des matières hétérogènes, soit qu'elles y parviennent par les voies du chyle, ou par d'autres;

mais il est aussi peu croyable que des humeurs épaisses, âcres, irritantes et caustiques, puissent être reçues dans les vaisseaux lactés, principalement dans les fièvres aiguës, qu'il l'est que de l'eau, ou toute autre chose que de l'air, entre dans la glotte, de la bile dans les parotides, etc. Ces accidens sont très-rares, et ne peuvent par conséquent pas faire une règle générale ou ordinaire par rapport aux causes des maladies.

XXXVIII. L'économie animale, si nous la consultons, nous apprendra bien mieux à connoître la cause que nous cherchons. Les nerfs de l'estomac et des intestins fournissent cette cause. Ces nerfs, appelés nerfs gastriques, se distribuent à toutes les parties du corps ; ils peuvent par conséquent porter les plus grands désordres dans celles qui sont le plus éloignées de l'abdomen. Telle est l'origine vraie de presque toutes les maladies, l'action lésée des nerfs gastriques, origine qu'on peut reconnoître par l'inspection des maladies, et en méditant sur les observations des praticiens. Quelle que soit donc la cause qui agace et irrite les membranes des intestins, ou tout autre viscère de l'abdomen, soit un œdème ou un érysipèle, soit une matière muqueuse et épaisse, qui tapisse leurs cavités, et les obstrue; elle change l'ordre de leurs mouvemens et celui des humeurs qui y circulent. Les nerfs de ces parties, dont l'anatomie n'a encore démêlé qu'imparfaitement l'enchaînement merveilleux, étant irrités par les causes mentionnées, il ne peut se faire que le désordre que ces parties éprouvent n'entraîne celui de tous les organes de l'abdomen, et de tous les autres organes avec lesquels elles sympathisent. C'est ainsi qu'un jeune arbrisseau, qui est couvert de neige, se sent pressé jusqu'à la moindre de ses parties, et que quand on détruit quelqu'une de ses racines, les feuilles correspondantes se flétrissent.

XXXIX. Il est une autre cause des maladies fort fréquente, et qui tient de fort près à la cause précédente, à l'irritation. Hippocrate a connu et désigné cette cause, en parlant de l'espèce de suffocation qu'éprouvent certains malades à l'occasion de l'irruption que font les viscères de l'abdomen contre le diaphragme : quelquefois c'est l'estomac qui se gonfle et se dresse le premier, comme pour s'opposer aux secousses que lui cause le diaphragme; souvent c'est l'intestin colon que sa structure, sa situation et sa sensibilité rendent très-mobile, et la source de bien des maladies, comme la pratique le fait voir. Quand le colon est affecté, dit Aretée, tantôt la douleur se fait sentir vers les côtes supérieures, imitant quelquefois le point de côté, tantôt elle se fixe dans les fausses côtes, à droite ou à gauche, et donne à croire que le foie ou la rate sont affectés ; souvent aussi ce sont les intestins grêles qui se soulèvent les premiers ; ils s'agitent, comme le pourroit faire un animal, comme une couleuvre qui auroit été blessée. Ici c'est le foie tuméfié, selon Hippocrate, ou plutôt la rate qui est plus flexible et plus mobile, qui presse le diaphragme; tantôt c'est la matrice, source de bien des maux, qui exerce sa fureur et sa tyrannie. Tous les viscères dont on vient de parler se dressent ensemble ou séparément ; l'état de spasme où ils sont alors et qu'augmentent ou entretiennent les ventosités contenues dans les intestins, et les contractions irrégulières qu'elles leur causent, les rend fort sensibles aux réactions du diaphragme, qui, de son côté, se trouvant pressé et gêné dans ses mouvemens, devient un obstacle à la respiration, cause le gonflement des vaisseaux de l'abdomen, et fait aborder le sang en plus grande quantité au cerveau. Ces phénomènes qui se passent presque insensiblement dans les maladies chroniques, sont plus prompts et plus marqués dans les aiguës. Soit donc que le diaphragme se trouve comprimé sur ses côtés, soit antérieurement, il est ou immobile, ou élevé vers le thorax. Dans ce dernier cas, l'angle qu'il formera par son élévation, gênera plus ou moins la portion du poumon qui s'y trouvera logée. Cette partie du poumon ne pouvant plus s'étendre comme de coutume, ou céder à l'effort de l'air, les humeurs y circuleront nécessairement plus lentement, et le tissu cellulaire, également engagé, contractera des adhérences qui produiront des inflammations, des œdèmes, des convulsions, ou toute autre affection de poitrine résultante originairement de la compression du diaphragme. En conséquence de cette même compression, les prolongemens de la plèvre et du péritoine, qui s'unissent au diaphragme, se trouvant distendus, il en peut résulter un grand nombre d'accidens ou de maladies dans les viscères de l'abdomen, qui seront plus ou moins importantes, selon le degré de l'étranglement qu'ils éprouveront. Enfin la tête et les extrémités se ressentiront de tous ces désordres, soit par la voie des nerfs, soit par celle des compressions successives du tissu cellulaire; et comme le foie, la rate, le mésentère et les reins y causent des tumeurs, des douleurs, ou des convulsions, chacun suivant la nature de leur département, le désordre des autres parties de l'abdomen peut aussi y produire de semblables affections. La correspondance du diaphragme avec les organes du ventre, dit Baillou, et son adhérence avec la plèvre, et celle de la plèvre avec les côtes, rendent raison des fausses affections de poitrine, que la cacochymie produit, et des douleurs que sentent vers les mamelles, le sternum, ou les côtes, les personnes sujettes aux ventosités; enfin des oppressions de poitrine qui ont lieu au commencement des paroxismes, dans l'incube et dans les embarras d'entrailles. Si l'on examine bien l'action qu'ont les poches du tissu cellulaire, respectivement les unes sur les autres, il sera facile de concevoir cette chaîne de compressions morbifiques dont nous parlons, qui se font du dedans au dehors, et du péritoine et de la plèvre vers la tête, la surface du corps et ses extrémités; sur-tout si on se rappelle la distribution des nerfs et les sympathies qui en naissent. C'est donc ainsi que la plus petite partie du corps peut, comme l'observe Hippocrate, rapporter ou transmettre à ses proches le bien ou le mal qu'elle éprouve.

XL. Ces causes de maladies, ces compressions que font les viscères sur le diaphragme, ne sont pas de pures possibilités; elles sont fondées sur des faits certains, non rares, et qu'on peut reconnoître moyennant un peu d'attention. Ainsi j'ai souvent eu la satisfaction de voir dans des ouvertures de corps, des taches, des ecchymoses, des gangrènes dans les intestins, le diaphragme, le poumon et même la peau, qui n'étoient dues qu'aux compressions dont je parle. Il ne sera pas inutile d'avertir ici qu'il faut apporter bien des précautions dans les inspections des cadavres, et que rien ne paroît plus difficile que d'y découvrir ce qu'on cherche, quand on est en garde contre les opinions communes. Il y a en effet bien de ces sortes d'inspections que l'impéritie, l'ennui et la précipitation rendent inutiles et absolument infructueuses; de sorte que plusieurs de ceux qui s'applaudissent de leurs découvertes en ce genre, deviennent la risée des personnes instruites, qui savent qu'il n'est rien de plus délicat en anatomie; et je ne crains pas de dire, fondé sur ma propre expérience, qu'il est plus aisé de faire une opération sur le vivant, que de porter un jugement solide d'après l'inspection d'un cadavre. Dans le premier cas, l'usage a déterminé certaines règles que l'on suit : mais dans le second, ces règles restent encore à tracer.

XLI. Une des principales causes prochaines des maladies, et que l'on peut apercevoir, est le vice des organes de l'abdomen, qui se communique à toutes les parties du corps, et à sa circonférence, par le moyen de leurs correspondances réciproques, et soit qu'il y ait augmentation ou diminution dans les mouvemens. Cette correspondance d'action qu'ont les viscères de l'abdomen avec les autres parties, fait concevoir pourquoi le dévoiement produit de bons effets dans les maladies des yeux. Attribuera-t-on ces effets à une évacuation de matières épaisses, âcres et inflammatoires, qui de l'estomac s'étoient portées aux yeux par les routes du chyle? C'est sur le même principe qu'est fondée l'utilité du vomissement dans la migraine. Ceux qui prétendroient que cette maladie est toujours causée par les vapeurs qu'envoie au cerveau la matière qu'on vomit, devroient également dire que dans une plaie ou une violente commotion du cerveau, le vomissement qui survient est l'effet de certaines matières morbifiques que cet organe dépêche vers l'estomac. C'est aussi la raison de la correspondance dont il s'agit, que ceux qui ont la fièvre avec le point de côté, sont guéris par des selles abondantes de sérosités ou de bile. La même cause fait que l'art comme la nature remédient au crachement de sang, accompagné du point de côté, en excitant le vomissement ou la diarrhée, qui ramènent le calme dans les entrailles. C'est pour la même raison aussi que les douleurs aux épaules, qui s'étendent jusqu'aux mains et y produisent de la stupeur, sont emportées par un vomissement de bile noire. La même cause encore donne lieu à la surdité, à laquelle sont sujettes les personnes atteintes de la fièvre, et dont le ventre est resserré : elle rend aussi raison des accidens quelquefois très-graves, et qui sont sur-tout très-remarquables dans la colique des peintres et autres spasmes, que les remèdes violens, les poisons, les vers logés dans les intestins, produisent dans les parties les plus éloignées de ces organes. Enfin c'est pour la même cause, la raison de la correspondance des entrailles avec toutes les autres parties, que même les personnes qui jouissent de la meilleure santé éprouvent ordinairement, quand le ventre manque de s'acquitter de sa fonction, des douleurs dans les membres, une pesanteur de tête, une gêne dans la respiration, et du mal-aise dans tout le corps. Les exemples que nous venons de citer, et beaucoup d'autres que nous pourrions leur associer, ne prouvent-ils pas qu'on doit chercher la source de presque toutes les maladies dans l'étendue du domaine de l'estomac ? Ils le prouvent sans doute, et la chose sera parfaitement bien confirmée dans la suite.

XLII. Il y a des maladies de l'abdomen qui s'y bornent entièrement, ou y sont circonscrites, ou bien qui n'affectent les autres parties que sympathiquement. De ce nombre sont les digestions laborieuses, les indigestions, vraies fièvres stomacales, qui sont très-communes, et forment une classe fort nombreuse : ces maladies, dis-je, se terminent ou finissent dans l'abdomen même, et quelquefois aussi elles se jettent sur d'autres parties. On ne peut guères distinguer les trois temps dans les fièvres purement stomacales : le troisième temps, celui de l'évacuation, peut seulement y être bien aperçu, parce qu'alors l'effort est toujours général. Quand une de ces fièvres se change en une autre maladie, elle a fini son premier temps; et devenue dès-lors idiopathique, ou propre à l'organe qu'elle affecte secondairement, soit qu'elle soit inflammatoire, on non inflammatoire, elle parcourt ses temps ordinaires avec plus ou moins de véhémence, suivant la nature de l'organe affecté, et le degré d'affection. Ainsi la fièvre stomacale simple, la pectorale, la capitale, la cutanée, l'articulaire, peuvent chacune en particulier émaner de la même source, ou d'une seule et même affection. De cette théorie naît une division féconde des maladies, tant chroniques qu'aiguës, qu'une observation exacte fait connoître, et qui mérite de grands égards dans la pratique.

XLIII. Le médecin doit, dans le traitement de chaque maladie, s'appliquer à la simplifier autant qu'il est possible, à lui donner une marche et une terminaison semblables, par exemple, à celles de la digestion : cette conversion des maladies compliquées en simples, des malignes en bénignes, est sans contredit un objet des plus importans dans l'art de guérir. Le médecin doit encore, si les forces du malade, le degré et le caractère des maladies le permettent, changer les chroniques en aiguës, les invétérées en récentes, les particulières en générales. Quant à celles qui sont incurables de leur nature, qui forment un tempérament, ou une constitution immuable, ou qui sont décidément mortelles, il doit éviter de les entreprendre, et sur-tout de les combattre de front, puisque l'art n'y peut presque rien. Il faut donc qu'il sache bien distinguer les maladies guérissables des incurables, et qu'il connoisse aussi les signes diagnostics bien évidens de chacune en particulier, soit stomacale, pectorale, etc. et ceux de leur progession. Mais existe-t-il de ces signes, tellement démonstratifs ou évidens, qu'on puisse dire d'une fièvre pectorale, par exemple, qu'elle est dans le temps d'irritation, ou dans celui de coction, qu'elle parviendra dans peu, ou tard, à l'expectoration, et ainsi du reste?

XLIV. L'on peut raisonnablement comparer une maladie à la fonction d'une glande, et nommer son dernier temps, temps d'excrétion ; puisqu'il est certain que toute affection, soit aiguë ou chronique, qui se guérit bien, ou selon les vœux de la nature, finit toujours par quelque évacuation. Les plus célèbres des anciens donnoient à cette évacuation le nom de crise ou de solution, et celui d'appareil critique à la fièvre qui la prépare, ou à la troisième fièvre dont nous avons parlé ailleurs : dans toute maladie où l'effort critique, c'est-à-dire la troisième fièvre, est assez considérable, la crise a lieu ou devient sensible, et elle est insensible quand l'effort est lent et peu vif. Nous remarquerons ici que le mot d'excrétion est moins ambigu que celui de crise qui grossit trop l'idée figurée et systématique du combat que la nature livre à la maladie. Poursuivons. Comme il se fait dans l'état de santé des évacuations qui, loin d'être utiles, sont préjudiciables, telles qu'une sueur forcée, et pareille excrétion de semence ou de lait, il se fait aussi des crises imparfaites et nuisibles, dépendantes de la nature ou de l'art. De plus, comme certaines excrétions naturelles, par exemple, celles de la semence, sont accompagnées de la convulsion du corps, laquelle répond à l'étendue du domaine de l'organe excrétoire, tandis que d'autres se font peu à peu, et presque imperceptiblement, comme la séparation de la bile et celle du suc pancréatique. Il y a également des crises qui sont précédées de mouvemens très-apparens, et d'autres dont l'appareil est insensible. Toute crise encore, ainsi que toute excrétion, suppose une préparation des humeurs, laquelle est l'ouvrage de la vie dans les deux cas; et comme tout organe excrétoire, dans l'état naturel, s'érige et est aidé de l'action des autres organes, avant et pendant l'évacuation; de même dans les crises parfaites qui s'opèrent précisément dans les mêmes organes que les excrétions, toutes les parties du corps conspirent avec l'organe qui est en travail. La plupart des excrétions ou secrétions s'achèvent dans l'espace de vingt-quatre heures; les crises ont aussi leurs temps, et peut-être leurs jours et leurs heures marqués : enfin comme il y a grand sujet de croire que l'ordre des excrétions répond à celui de la digestion, pareille conformité a lieu entre les progrès de la crise, et les redoublemens de la fièvre qui l'accompagne. C'est ainsi qu'en poussant plus loin la comparaison des crises avec les excrétions, on résoudroit bien des problèmes qu'on n'a pu expliquer jusqu'ici, et dont la solution répandroit un grand jour dans la médecine.

XLV. Il faut noter que la crise se fait assez facilement dans certaines affections, et très-difficilement dans d'autres; ce qui fournit une distinction des maladies très-importante, qui mérite d'être méditée sans cesse. La crise, pour être entière et parfaite, doit s'accomplir comme l'excrétion dans un temps déterminé, avec aisance et avec tous les autres caractères louables qui lui appartiennent; de manière que le corps reste en état de bien faire ses fonctions : mais rien ne nuit tant au travail des excrétions, soit en santé ou en maladie, que la trop grande sensibilité des nerfs, ou leur agacement, qui est souvent causé par les affections de l'ame. Les maladies, où cette redoutable disposition du genre nerveux se rencontre, sont nommées nervales; et on nomme humorales celles où elle n'a pas lieu, et où la crise se conduit bien. Cette considération en général sur l'état des nerfs ne doit jamais être perdue de vue dans la pratique ; elle sert à distinguer les maladies bénignes des malignes, les longues des courtes, celles qu'on doit brusquer d'avec celles que le temps, la patience, le régime et quelques autres légers secours guérissent.

XLVI. L'art guérit les maladies, en préparant et en excitant la crise, soit qu'il procure l'augmentation de la fièvre, ou d'autres symptômes qui en tiennent lieu, comme quand on fait vomir, qu'on purge fortement, ou qu'on provoque la sueur (augmentation qu'on pourroit nommer appareil critique artificiel), soit qu'il détermine quelque excrétion lente, que les anciens appeloient fluxion, fût-elle occasionnée par la nature ou par l'art. Le grand art du médecin est d'accélérer ou de retarder les crises à propos, et par conséquent de bien connoître les cas où il doit employer l'un ou l'autre moyen. De plus l'art peut et entreprend quelquefois de changer une maladie qui menace de prendre une mauvaise tournure ; il peut, dis-je, par certaines évacuations, ou par d'autres moyens, la suspendre, l'étrangler, et écarter des crises qui seroient funestes, si la maladie étoit livrée à son cours. Il faut pourtant avouer que ces tentatives sont pleines de danger, et qu'il vaut souvent mieux, dans un cas douteux, se prêter aux mouvemens de la nature, qui vient heureusement à bout, à la longue, de ce que l'art sembleroit pouvoir faire en un seul coup. Un médecin par excellence, qui posséderoit véritablement les trésors de l'art, et dont les anciens auroient pu dire, à bon droit, qu'il est comparable à un Dieu, seroit celui qui pourroit bien prévoir les suites d'une maladie que l'art auroit changée de la manière que je l'ai dit, et qui sauroit déterminer tous les cas où ce moyen seroit praticable.

XLVII. Ce qui a été dit fait comprendre la ressemblance qu'il y a entre une maladie aiguë et une maladie chronique, puisque la différence de leur forme et de leur marche ne change rien à leur essence, suivant laquelle elles font toutes un effort excrétoire, terminable par une évacuation si le malade ne meurt : elles ont aussi trois temps principaux. Toute affection qui se change difficilement en aiguë, ou dont la coction a peine à se faire, est une affection chronique. Celle qui est aiguë devient chronique quand on l'étouffe ou qu'on supprime le travail de la crise. On peut ainsi monter par degrés de la maladie la plus simple à la plus compliquée. Il faut espérer qu'on sera un jour assez heureux pour connoître l'ordre et les révolutions des maladies chroniques, comme on connoît celles des aiguës, où il reste pourtant encore des recherches à faire. Chaque changement d'âge ne seroit-il point une crise, ou ne la favoriseroit-il pas? Si la chose étoit ainsi, on pourroit regarder la puberté, dans les personnes des deux sexes, comme la crise de l'enfance et de ses infirmités. Hippocrate remarque que le *pachisme* duroit au moins six ans; qu'une espèce se guérissoit dans six mois, et une autre espèce dans deux ans. Baillou demande s'il n'y auroit pas des maladies d'un an et de sept ans. Notre art sera bien plus beau et plus parfait, quand on connoîtra surement celles qui doivent durer des jours, des mois et des années, et la méthode de les traiter. Ce dernier point est vraiment important, et d'autant plus désirable, qu'aujourd'hui, comme autrefois, on voit trop souvent des traitemens discordans, confus et tumultueux, suivant les expressions de Célius Auré-lianus et de Baillou.

SECONDE PARTIE.

Les maladies ou fièvres passagères de la région épigastrique ; celles de la masse des intestins ; quelques-unes du foie, de la rate ; quelques affections hémorroïdales ; quelques coliques et affections de matrice ; les pâles couleurs ; les accidens hypocondriaques ; leurs changemens en maladie aiguë et fiévreuse lors de leurs terminaisons. La colique de Poitou ou des potiers, espèce de fièvre abdominale. Le hoquet ; les irritations de la poitrine dépendantes des entrailles ; leurs efforts contre le diaphragme ; les palpitations de cœur dues aux mêmes causes ; la toux de même espèce ; l'asthme non confirmé, et d'autres incommodités et fièvres pectorales. Effets des entrailles sur le gosier ; l'organe de la voix ; les gencives ; la migraine, et autres douleurs de tête, produit des strictures et du labeur des viscères du bas-ventre. Les développemens critiques de ces infirmités ; les maladies sympathiques des extrémités ; les douleurs ; les rhumatismes ; leurs crises ; leurs efforts fiévreux. La couenne du sang dans ces maladies de la surface du corps ; leurs rapports avec les entrailles, avec le tissu cellulaire en général. Les forces centripètes et centrifuges. L'énergie et les efforts, ou les contre coups des viscères du bas-ventre sur toutes les autres parties ; les efforts ou spasmes nerveux ; les flatuosités ; les maladies plus ou moins fixes, radicalement dues à cette action et réaction de l'intérieur et de l'extérieur. Accidens, incommodités, maladies sympathiques.

TACHONS d'éclaircir et de confirmer notre théorie par l'expérience, afin d'élever, s'il se peut, un édifice solide, que le laps du temps, ou le faux éclat des hypothèses, ne puisse détruire ni pervertir.

OBSERVATION PREMIÈRE. Un jeune homme qui se portoit à merveille, tomba de sa hauteur sur la partie inférieure du sternum, et se meurtrit les parois de l'épigastre : tous les secours qu'on lui donna furent inutiles ; il y avoit trois mois entiers que le vomissement, la fièvre, et une douleur considérable de la partie contuse persistoient, avec un dégoût absolu pour les alimens. Les eaux chaudes de Barèges, qui furent données en boisson, procurèrent le calme à l'estomac, et dès le troisième jour l'appétit et la digestion allèrent assez bien. Cependant les accidens ayant reparu le dixième ou douzième jour avec plus de force, on suspendit l'usage des eaux qui fut repris au bout de quelque temps : on y joignit celui des bains tempérés; et le malade fut parfaitement bien rétabli dans l'espace de trente jours.

Observ. IIe. Une femme du peuple fut attaquée, après ses couches, d'une foiblesse d'estomac et d'un vomissement, avec fièvre et perte d'appétit. Les eaux Bonnes ayant procuré une augmentation sensible de fièvre, dès la première semaine, elles tirèrent la malade d'affaire en très-peu de temps, c'est-à-dire dans dix ou douze jours.

Observ. IIIe. Un particulier ressentoit continuellement, près de la région de l'estomac, un poids, une stupeur et une douleur qui le rendoient fort inquiet sur son état, se figurant toujours avoir ce viscère en suppuration : sa respiration étoit jour et nuit laborieuse, et elle le devenoit sur-tout quand les autres symptômes s'augmentoient. Il fut guéri dans l'espace d'environ vingt jours par l'usage des eaux chaudes en boisson et en bain, qui rendirent la flexibilité à sa peau, auparavant rude et aride.

Observ. IVe. Une jeune femme, d'un tempérament assez robuste et en proie aux affections de l'ame, tomba, trois mois après ses couches, dans une sorte d'engourdissement et dans une foiblesse d'estomac provenant de ses couches, qui la mirent dans l'impuissance d'agir, et la dégoûtèrent du soin de ses affaires domestiques. Quand elle avoit mangé, tous ses maux se réveilloient; les douleurs de l'estomac étoient véhémentes, et elle restoit immobile et roide comme si elle eût été frappée de quelqu'accident funeste; mais à peine l'avoit-on étendue sur son lit, qu'elle recouvroit ses esprits : de plus elle avoit les fleurs blanches qui couloient toujours, et ses règles étoient arrêtées. On avoit tenté inutilement toutes sortes de moyens; les eaux chaudes de Barèges en boisson produisirent un effet salutaire, qui fut marqué dès le quatrième jour; on y joignit les bains tempérés : les règles coulèrent en abondance; et vers le vingtième jour la malade recouvra sa brillante santé et toutes les graces de son esprit; bientôt elle devint grosse.

Observ. V^e. Un homme sec et vorace, qui s'étoit livré aux plaisirs de la table et de Vénus, éprouvoit, pendant le travail de la digestion, une douleur plus aiguë dans certains temps que dans d'autres. Après beaucoup de remèdes employés en vain, les eaux chaudes de Barèges, bues le matin, produisirent une augmentation de la maladie, qui dura dix jours, et elles excitèrent une fièvre assez forte. Le malade ayant ensuite fait usage de ces eaux en boisson à ses repas, et pris des bains tempérés, fut parfaitement guéri vers le trentième jour. Quand, pendant le traitement, il manquoit de boire les eaux au dîner ou au souper, la douleur sévissoit presque avec sa violence ordinaire, et elle ne disparut entièrement qu'après le recouvrement parfait des forces de l'estomac.

Observ. VIe. Un Espagnol éprouvoit des digestions très-laborieuses, accompagnées de nausées, souvent même du hoquet et des douleurs très-aiguës dans les parois de l'épigastre: il fut guéri en buvant les eaux chaudes de Barèges, qui procurèrent d'abord des redoublemens de douleurs. Ces eaux guérirent aussi, dans le même temps, un homme bilieux d'une douleur d'estomac et de rapports aigres, auxquels il étoit fort sujet : vers le septième jour son estomac fit à merveille ses fonctions, et sans la moindre peine.

T. XLVIII. Toutes ces maladies sont stomacales, simples. La première observation apprend qu'elles dépendent d'une ecchymose de l'estomac, ou de ses parties environnantes, ou bien d'une distribution irrégulière des humeurs qui y circulent, ou d'un mouvement déréglé des mêmes parties et de leur irritation. La 2e, 5e et 7e observations prouvent que quelquefois une affection chronique se guérit en se changeant en aiguë; toutes démontrent et confirment l'influence de l'estomac sur les autres parties.

Observ. VIIe. Une femme sèche et hystérique fut, après une dyssenterie, attaquée de la lienterie; elle vomissoit aussi quelquefois les alimens qu'elle avoit pris l'avant-veille. Les eaux chaudes de Barèges dont elle usa lui causèrent des convulsions de tout le corps, l'insomnie, le hoquet, et des rougeurs érysipélateuses sur la peau; mais le traitement continuant toujours d'être le même, la malade fut délivrée de tous les accidens au bout d'environ quarante jours, et l'usage du lait acheva de la rétablir.

Observ. VIIIe. Un homme de la meilleure constitution possible, gourmand et rempli d'embonpoint, étoit travaillé depuis six mois d'une diarrhée, de laquelle il fut très-bien guéri, c'est-à-dire dans l'espace de vingt jours ou environ, par les eaux de Cauterès, de la source de *la Ralière*, en boisson. Ces eaux guérirent aussi plusieurs personnes du vomissement, dans lequel elles sont fort efficaces.

Observ. IXe. Un homme gros et charnu, grand mangeur, étoit sujet à des dérangemens d'entrailles, à une sorte de diarrhée périodique, avec difficulté de respirer, et changement dans les urines : il but les eaux de Bagnères, de la fontaine de Lane, qui lui firent rendre, dès les premiers jours, une quantité prodigieuse de matières par les selles, et le mirent vers le vingtième jour en état de reprendre son ancien train de vie.

Observ. X^e^. Un gentilhomme, d'un tempérament bilieux et fort chaud, qui mangeoit beaucoup, éprouvoit fréquemment des attaques de coliques, que des évacuations abondantes du ventre terminoient. Depuis trois ans qu'il fait usage des eaux de Bagnères, des sources Salut et Dupré, en boisson et en bain, il se porte bien, hormis qu'il est fort maigre.

Observ. XIe. Un homme sec et bilieux éprouvoit tous les jours, pendant la digestion, une colique qui se terminoit par une diarrhée des alimens pris la veille. Il fut guéri, ainsi qu'un autre homme qui étoit atteint de la même maladie, souvent avec vomissement, par les eaux chaudes en boisson. Ces eaux guérirent aussi un homme de lettres sujet à des diarrhées et à des maux de ventre, en lui causant d'abord une vive chaleur dans tout le corps.

Observ. XIIe. Une jeune fille nubile éprouvoit, après avoir mangé, des secousses douloureuses vers l'épigastre et la région lombaire ; mais quand elle s'abstenoit de toute nourriture, elle ne souffroit point de douleur, et faisoit bien d'ailleurs toutes ses fonctions. La boisson des eaux Bonnes la rétablit parfaitement.

Observ. XIIIe. Un gentilhomme exténué par une diarrhée dont il étoit travaillé depuis six mois, fut radicalement guéri dans l'espace d'environ quarante jours, par l'usage des eaux Bonnes en boisson. Pareil usage de celles de Bagnères, de la fontaine Dupré, rétablit un appétit perdu depuis deux ans, et acheva de guérir une débilité d'estomac et deux lienteries.

T. XLIX. Ces maladies, qui proviennent des mouvemens désordonnés et tumultueux des intestins, peuvent facilement se ranger dans la classe des précédentes : elles sont le fondement vrai de ce que nous avons avancé dans le 39e théorème. Il seroit bien à souhaiter qu'on pût clairement reconnoître les mouvemens généraux et particuliers des intestins, soit ceux de contraction ou de relâchement. Les observations 2e, 5e, 7e, confirment l'aphorisme d'Hippocrate, que la fièvre emporte le spasme, et elles appuient beaucoup nos maximes du théorème 44e. Les observations 10e et 12e font voir quelle est l'action de l'intestin colon.

Observ. XIVe. Un homme âgé d'environ trente-huit ans, maigre et sec, sain d'ailleurs, qui vivoit honnêtement, fut peu à peu attaqué d'une jaunisse à laquelle les affections de l'ame, la débauche et le libertinage n'avoient point de part : pour toute incommodité, il n'éprouvoit qu'un certain dégoût, dont les progrès se faisoient lentement. Les eaux de Bagnères, de la fontaine Salut, qu'il but le matin, et même assez souvent le reste de la journée, lui rendirent l'appétit au bout d'environ trente jours, en procurant une évacuation de bile par les urines et par les selles, et rétablissant l'ordre dans les mouvemens du foie.

Observ. XVe. Un homme mélancolique, robuste, étoit sujet à un flux hémorroïdal, dont la suppression lui causa l'ictère noir : il en fut délivré par la boisson des eaux de Bagnères, de la fontaine Lasserre, qui débarrassèrent les intestins d'une grande quantité de matières noires, non sans lui faire éprouver de l'abattement dans les forces, de la douleur et de la fièvre.

Observ. XVIe. Un jeune homme qui éprouvoit des gonflemens et des mouvemens irréguliers de la rate, devint vert par tout le corps. Les eaux de Cauterès, de la fontaine la Ralière, lui procurèrent un appétit excessif, lequel donna lieu bientôt à des digestions laborieuses, accompagnées d'une petite fièvre : depuis, ces mouvemens de la rate se calmèrent, et le malade recouvra la couleur de sa peau, et ses forces, au bout d'environ vingt jours.

Observ. XVIIe. Un homme sain du corps, mais tourmenté par les affections de l'esprit, devenoit, dans le temps de la digestion, jaune comme de la bile; il étoit d'ailleurs presque sans forces, assez décharné et sans appétit, ayant conçu un certain dégoût pour les fonctions de la vie. Il fut guéri par les eaux chaudes et Bonnes, en boisson et en bain, lesquelles réveillèrent l'action de l'estomac et du foie, et celle du pouls qui se faisoit à peine sentir pendant la maladie.

Observ. XVIIIe. Un ictère qui avoit résisté à tous les traitemens ordinaires, et à l'usage de plusieurs eaux minérales, fut guéri par les eaux de Barèges.

T. L. Les maladies qui viennent d'être rapportées, appartiennent au foie et à la rate : quand elles ne sont fondées que sur une légère lésion, sur un léger dérangement de ces organes et de leurs fonctions, sans gonflement, on les guérit assez facilement. Je parlerai ailleurs d'autres maladies des mêmes organes, qui ne sont que trop rebelles. L'observation 17e prouve parfaitement l'action du foie sur l'estomac; elle démontre aussi, de même que les 14e et 16e, la sympathie de l'estomac, avec le foie et la rate.

Observ. XIX. Un homme de quarante ans,

d'un tempérament fort sec et fort chaud, et sujet à un tressaillement continuel du genre nerveux, fut atteint d'hémorroïdes, qui pourtant ne fluoient que rarement ; il étoit sans cesse tourmenté d'un mal de tête violent, et souffroit de presque tout le corps, comme s'il eût été battu de verges ou d'un bâton ; ses digestions se faisoient mal ; il dormoit peu, et jasoit sans fin. Divers remèdes qu'il avoit pris, sur-tout certains qu'on lui avoit donnés à Montpellier, dans la vue de lui procurer quelque soulagement, l'avoient jeté dans un abattement extrême, et les symptômes alloient de mal en pis. Il fut parfaitement guéri, non la première année, mais la suivante, par l'usage des eaux tièdes de Barèges, en boisson et en bain, qui lui causèrent une grande agitation dans tout le corps, des sueurs, et un flux d'urine abondant.

Observ. XXe. Un homme bilieux, qui étoit travaillé de coliques violentes, et de maux de tête et de reins, insupportables, fut guéri par les eaux de Bagnères, des fontaines Salut et Dupré, dont il usa en boisson et en bain; mais il fut sujet depuis à des hémorroïdes qui fluoient de temps en temps.

Observ. XXIe. Une femme quadragénaire devint enflée de tout le corps, à la suite d'une suppression des règles, et elle perdit entièrement l'appétit. Les eaux de Cauterès, de la fontaine de la Ralière, qu'elle prit en boisson, lui rendirent la santé, en lui procurant un flux hémorroïdal qui en fut le présage.

Observ. XXIIe. Un homme d'une riche complexion, âgé de cinquante ans, et sujet au flux hémorroïdal, trouve une ressource prompte dans l'usage des eaux chaudes, chaque fois que son flux vient à se supprimer, en conséquence des alimens dont il se gorge. Cette alternative durera jusqu'à ce que les excès de la bouche rendent le désordre incurable pour une bonne fois.

Observ. XXIIIe. Les eaux de Bagnères, de la source Lasserre, en boisson et en bain, rétablirent dans un jeune homme fort sanguin les hémorroïdes qui avoient disparu depuis deux ans. Celles de la fontaine Salut guérirent aussi un homme de lettres, d'une grande chaleur d'entrailles.

Observ. XXIVe. Un gentilhomme exténué par une vie débauchée, fut attaqué d'abord d'un dégoût absolu pour les alimens, et ensuite d'hémorroïdes borgnes ou sèches fort douloureuses. La fièvre s'étant ensuite déclarée, et le malade étant regardé comme sans ressource, attendu l'inefficacité des remèdes qu'il avoit pris, il fut guéri par les eaux chaudes de Barèges, mêlées avec le lait. La boisson des eaux Bonnes guérit aussi en quinze jours l'épouse de Bernard II, comte du Bigorre, d'un incube né d'hémorroïdes supprimées. Or qu'est l'incube, sinon un conflit entre le diaphragme et les viscères de l'abdomen?

Observ. XXVe. Un homme de 56 ans, mélancolique, étoit affligé d'un flux hémorroïdal fort abondant, et d'une lienterie qui l'avoit rendu si maigre et si foible, qu'il avoit désespéré de la vie, et ne vouloit pas même qu'on lui en rappelât le souvenir : les eaux chaudes de Barèges, bues seulement aux repas, et les bains tempérés qu'il prit ensuite, le guérirent dans l'espace de trente jours. Je guéris également un mélancolique hémorroïdaire, et qui vomissoit le sang, par la boisson des eaux Bonnes, et par des saignées.

T. LI. J'ai dit autrefois que les eaux de notre pays produisoient toujours quelque bon effet; mais ce langage figuré sentiroit ici le sectaire. Mon père, instruit par l'expérience de bien des maux que causent les hémorroïdes dans nos provinces, a toujours peu compté sur ses eaux dans ces affections. L'école de Stahl nous a donné de fort belles remarques sur les hémorroïdes; mais ces remarques sont trop génériques, et fondées sur un principe qui prête trop à la nature. Les affections hémorroïdales ont, ainsi que toutes les autres affections, leurs temps et leurs périodes qu'elles parcourent; elles se guérissent ou par résolution, comme dans les observations 24e et 25e, ou en procurant un flux hémorroïdal habituel, qui prévienne les effets de la pléthore sanguine, comme dans les observations 21e et 22e, ou bien en supprimant tout-à-fait ce flux, quand il est excessif et occasionné par le dérangement de quelque viscère, comme dans l'observation 25e. Il en est de toute hémorragie, comme du saignement de nez, à l'égard duquel nous n'avons point de signes certains qui indiquent s'il est salutaire ou symptomatique. Ces signes sont-ils même possibles à connoître, et y a-t-il un praticien qui puisse les désigner ? Qu'on ne nous dise pas qu'ils doivent se tirer du tempérament, de l'âge, et de l'idiosyncrasie, ou de la disposition particulière du corps : ce sont là des moyens trop vagues et trop incertains ; nous demandons des signes bien démonstratifs. L'estomac paroît toujours souffrir quelque dérangement dans les maladies dont nous faisons l'histoire ; de sorte qu'on pourroit assez bien mettre ces maladies au rang des ventrales.

Observ. XXVIe. Une jeune fille, âgée de quinze ans, en qui les règles n'avoient pas encore paru, étoit, depuis trois mois, atteinte d'une foiblesse et d'un dégoût extrêmes, qui avoient déjà beaucoup terni l'éclat de son teint, et qui la maigrissoient à vue d'œil. La boisson des eaux chaudes détermina, vers le huitième jour, l'écoulement des règles qui fut, peu après, suivi du recouvrement entier de sa santé.

OBSERV. XXVIIe. Une fille de l'âge de vingt-six ans, qui n'avoit aucune incommodité, se plaisoit à courir inconsidérément, dès le point du jour, au travers des prés, à la rosée, pour se rafraîchir; elle perdit ses règles, et fut attaquée dès-lors de foiblesse et de perte d'appétit, de maux d'estomac, et d'un mal-aise général. Les remèdes d'usage ordinaire ayant été employés inutilement, la malade eut recours aux eaux de Bagnères, qu'elle prit en boisson, et ensuite aux bains tempérés de la fontaine Lasserre, qui ramenèrent les règles le vingtième jour, avec la santé.

OBSERV. XXVIIIe. Une femme maigre, saine d'ailleurs, fut guérie d'une hémorragie de la matrice par les eaux chaudes de Barèges coupées avec du lait; car lorsqu'elle les buvoit pures, elles lui causoient une chaleur et une fièvre trop fortes.

OBSERV. XXIXe. Une autre personne moins robuste que la précédente, et attaquée de la même maladie, fut réduite à une telle extrémité par l'usage des eaux de Bagnères, qu'on avoit désespéré de sa vie lorsqu'on la transporta à Cauterès. Les eaux de la fontaine de la Ralière, en boisson, ayant beaucoup diminué l'hémorragie, dès le commencement du troisième jour, et augmenté les forces de la malade, elle recouvra entièrement sa santé, dans l'espace d'environ vingt jours.

Observ. XXXe. Une femme robuste eut, après sa quatrième couche, une perte qui s'augmentoit de temps en temps; sa matrice se gonfloit et étoit dure, mais non squirreuse. Les eaux Bonnes, en boisson et en bain, dissipèrent la maladie. C'est ainsi, comme on le rapporte, que fut guérie autrefois l'épouse de Roger V, comte de Foix. Nos eaux ont donc le double avantage de pousser les mois, et d'en modérer le flux excessif. Ce que j'ai dit dans mes essais, sur les eaux Bonnes, doit s'entendre, avec quelques restrictions dont je parlerai ailleurs, des autres eaux de notre pays. Je puis, d'après l'expérience que j'en ai faite, assurer qu'elles ont toutes des propriétés singulières au sujet des menstrues : il y a pourtant des exceptions à faire.

T. LII. Quel est le médecin qui n'a pas été témoin des ravages causés par la matrice? En effet son département qui est très-étendu, la rend la source de bien des maux : faute d'être développée dans l'enfance, elle reste sans action; dans la vieillesse, elle est flasque, et pour ainsi dire, à charge; dans l'âge moyen, comme le dit Van

Helmont, elle fait sans cesse entendre sa voix; elle a son empire particulier qu'elle exerce; elle donne des lois, se mutine, entre en fureur, et resserre et étrangle les autres parties, tout ainsi que le feroit un animal en colère : enfin, il est rare qu'à cet âge la matrice n'ourdisse pas quelque maladie. Ceux donc qui ont cru qu'elle est purement passive, et que l'exercice de ses fonctions dépend de la pléthore du sang, n'ont aperçu que des possibilités dénuées de tout fondement : la matrice est active, elle sent à sa manière; ainsi l'opinion de la pléthore croule; la médecine mécanique perd ici ses droits, comme elle les perd dans bien d'autres cas; car, suivant les termes de Baillou, l'espèce d'orgasme, et le grand nombre de symptômes qui précèdent l'écoulement des règles, proviennent du mouvement ou de l'effort particulier que fait l'organe qui, par sa nature, est destiné à produire cet écoulement.

T. LIII. Quand la matrice se développe d'une manière régulière, elle opère la crise des maladies de l'enfance : étant parvenue à son point de maturité, elle met depuis vingt jusqu'à trente jours environ, pour produire ses révolutions ordinaires. L'ordre de son travail est à peu près celui d'une fièvre périodique, et l'évacuation qu'elle est destinée à produire, offre l'image de toutes les crises ou évacuations critiques qui ont lieu dans le corps vivant. Il est des maladies où la matrice n'a encore nulle part, comme dans l'observation 26e. D'autres naissent du dérangement de son travail excrétoire, comme dans l'observation 27e. Les 28e et 29e observations démontrent que ce viscère favorise quelquefois l'hémorragie, loin de s'opposer à son cours; ce qui vient de certains changemens que sa structure éprouve, et dont nous donnerons l'histoire dans la suite. Les maladies dépendantes de la menstruation, sont plus ou moins du ressort de l'estomac; ce qu'on ne doit jamais perdre de vue, à cause de l'étroite liaison qui règne entre ces deux organes; de manière qu'on est en droit de rapporter les maladies mentionnées, à la classe des fièvres stomacales, comme le prouvera le parallèle que nous allons faire ci-après des unes et des autres. C'est d'après les fondemens que nous venons d'établir, que Baillou a dit que les femmes en qui les règles sont supprimées, se plaignent d'une douleur d'estomac, et disent sentir un poids dans ce viscère.

Observ. XXXIe. J'ai vu beaucoup de malheureux hipocondriaques qui s'ennuyoient d'une vie qu'ils passoient dans mille traverses, mille craintes, s'observant avec la dernière rigueur, depuis la tête jusqu'aux pieds, et sentant des douleurs plus ou moins aiguës dans tous les membres; quelques-uns souffroient des douleurs dans le dos, des vertiges, et rendoient des vents par haut et par bas; d'autres étoient tremblans de tout leur corps, et leur figure décharnée avoit l'air de celle d'un cadavre; ils respiroient avec peine, et éprouvoient dans leurs intestins une grande agitation, accompagnée d'un sentiment d'une vive chaleur, qui changeoit à chaque instant de place; leur ventre se gonfloit et s'aplatissoit irrégulièrement, et ils se plaignoient d'un poids vers l'épigastre, comme s'ils y avoient eu un morceau de bois; ils jasoient sans cesse, assailloient les passans, et consultoient, comme c'est assez l'ordinaire, tous les médecins indistinctement : de ces malades, dis-je, quelques-uns parurent être guéris par l'usage des eaux chaudes, en boisson et en bain, et beaucoup d'autres en furent soulagés. J'ai parfaitement remarqué que ceux à qui ces eaux causoient une grande chaleur dans les entrailles, guérissoient radicalement, s'ils persévéroient dans leur usage.

Observ. XXXIIe. Un homme quadragénaire, chagrin de n'avoir pas réussi dans ses études, dans lesquelles il avoit employé beaucoup de travail, devint mélancolique, la vie et le commerce des hommes lui étoient à charge, et il ne trouvoit de tranquillité d'esprit que dans une continuelle et profonde solitude. Il fut guéri par les eaux de Bagnères, de la fontaine Salut.

Observ. XXXIII. Une femme de qualité, agée de 43 ans, étoit toujours, après ses couches, travaillée d'envies de vomir, d'aigreurs, et d'un picotement dans l'estomac, pareil à celui qu'auroient causé des épines; elle fut radicalement guérie par les eaux de Bagnères, de la source Dupré.

Observ. XXXIVe. Les eaux Bonnes, en boisson, guérirent une fille de 25 ans, qui, quand elle avoit l'estomac vide, éprouvoit un serrement vers la fossette du cœur, avec de fréquens baillemens, et une grande agitation dans les intestins, accompagnée de borborigmes fort incommodes, et qui étoient aisément entendus des assistans.

Observ. XXXVe. Un homme bilieux, fort appliqué à l'étude, et sujet à de fréquentes et cruelles convulsions d'entrailles, but les eaux chaudes de Barèges, qui excitèrent une fièvre qui dura depuis le troisième jusqu'au septième jour : ayant enfin, après bien des souffrances des intestins, rendu des matières albumineuses ou gélatineuses par haut et par bas, il parut être guéri après ces déjections.

Observ. XXXVIe. De deux femmes, l'une qui étoit d'un esprit vif et pénétrant souffroit des convulsions cruelles dans le bas-ventre, avec des trémoussemens de tout le corps, qui duroient des semaines entières, et qui la reprenoient ensuite avec plus ou moins de violence, des vomissemens, et une oppression de poitrine suffocative; l'autre, d'un tempérament plus délicat, étoit atteinte à peu près des mêmes symptômes; toutes deux étoient assez bien réglées et avoient épuisé les ressources de l'art; elles avoient fait usage d'adoucissans, d'apozèmes et du lait à grandes doses, et enfin des eaux de Cauterès. Ayant été appelé, je jugeai à propos de leur faire quitter le lait, et de leur faire boire les eaux en plus grande quantité, ce qui procura une chaleur beaucoup plus forte et une fièvre que terminoient des sueurs copieuses. Les bains tièdes qui furent ensuite mis en usage, rappelèrent leur appétit, qu'elles avoient perdu presque tout-à-fait auparavant, et leurs forces et leur gaieté: la première fut trois mois sans éprouver la moindre convulsion, et la dernière se porta encore mieux.

Observ. XXXVIIe. Les pâles couleurs de toute espèce, soit qu'elles attaquent les femmes mariées, ou les filles, soit qu'elles se rencontrent avec le flux des règles, ou pendant leur suppression, ou avec un flux menstruel excessif, rouge ou blanc, soit qu'elles soient compliquées avec mille autres accidens parmi lesquels la dépravation de l'estomac et des intestins tient le premier rang (car, remarque Baillou, dans les pâles couleurs l'estomac paroît relâché et avoir entièrement perdu ses forces); ces affections, dis-je, sont tous les jours guéries par nos eaux, et l'on peut sur cela y recueillir de nombreuses observations.

T. LIV. Les maladies que nous avons rapportées depuis la 31e observation jusqu'à la 37e, approchent, par leur caractère, de toutes celles qui les précèdent; les dernières dépendent de la lésion des organes de l'épigastre, mais sur-tout de celle de l'estomac, comme dans les cas 33, 34 et 37. A cette lésion des organes sont jointes les affections de l'ame, poison subtil auquel bien des mortels, principalement les gens de lettres, sont en proie, leur esprit s'égare et semble rompre son lien physique; ils ne digèrent point; et comme si leur savoir s'étoit changé en stupidité, ils ne savent pas seulement respirer, ni maîtriser l'impétuosité de leurs entrailles, qui leur suggère tant de folies. Il est fort ordinaire que les jeunes filles éprouvent de grands maux qui ont leur source dans la matrice, et portent le ravage dans tout le corps. Les pâles couleurs, suivant Baillou, tiennent un peu du vice de la rate: Hippocrate joint à cette cause l'estomac et les reins, et Aretée l'intestin colon. Les fureurs de la matrice n'épargnent point les femmes mariées; mais les pâles couleurs ne reconnoissent pas toujours chez elles cet organe pour cause. Cette affection, qu'on a appelée fièvre d'amour à cause de ses symptômes, et qui, dit Baillou, a je ne sais quoi qui rend sa dénomination impossible, est une fièvre abdominale, qui tient le milieu entre les maladies aiguës et les chroniques; elle parcourt ses trois temps, et se termine souvent d'elle-même, si elle n'en est empêchée par des remèdes mal administrés, qui l'irritent et l'aggravent: quand elle est parvenue à son dernier temps, on peut, sans craindre d'offenser les viscères, tenter de la guérir par des évacuations. Le succès n'est pas aussi certain dans le second temps; et dans le premier on courroit risque de l'aigrir en donnant des remèdes. Cette fièvre demande donc, pour être bien gouvernée, un médecin très-prudent et très-éclairé, un médecin qui sache la conduire au temps de l'excrétion; ce qui n'est pas toujours aisé, sur-tout dans les femmes en qui les remèdes opèrent difficilement, s'ils ne nuisent pas. Au reste, nos eaux, administrées avec une sage précaution dans cette maladie, y produisent souvent de bons effets.

T. LV. Les observations 31e, 36e, etc. démontrent que les pâles couleurs, comme toutes les autres affections, connues sous le nom d'hypocondriaques, quand elles sont invétérées et enracinées, peuvent et doivent, pour être promptement guéries, être changées de chroniques en aiguës. Ces mêmes observations appuient la maxime, que la fièvre fait cesser le spasme, et que de particulière elle peut être rendue générale. On pourroit peut-être aussi en inférer, que les remèdes adoucissans, que plusieurs prescrivent avec excès dans l'hypocondriasie, n'y conviennent pas, au moins dans tous les états de la maladie; qu'ils ne font que l'étouffer, l'assoupir et la défigurer, sans la conduire à sa fin; et qu'ils la font dégénérer souvent de simple et régulière qu'elle est, en une source féconde d'autres maux. Pourquoi donc redoute-t-on si fort l'usage des remèdes actifs? Pourquoi ne voit-on qu'avec indignation et effroi des symptômes qui, quoique violens, sont exempts de danger, et la marque d'un vigoureux effort de la nature prête à achever son ouvrage en procurant une évacuation complète? L'art de guérir une maladie aussi promptement et aussi surement qu'il est possible, c'est de la conduire par tous ses temps, sur-tout depuis celui de sa maturité jusqu'à celui de l'excrétion, quand cette excrétion peut s'obtenir. L'aménité dans le traitement est la dernière chose dont s'occupe un médecin qui veut efficacement triompher des maladies; il craint de les aggraver en affoiblissant les forces, comme cela arrive quelquefois. Il est certain que quoique les remèdes échauffans augmentent les forces, ils causent quelquefois moins de chaleur que les rafraîchissans même qu'on vante fort. La médecine, dit mon père, qu'on plie au goût des malades, n'est pas le dernier des jeux de l'enfance, et la maxime reçue, que ce qui plaît au goût fait du bien à la poitrine, aux reins, à l'estomac, est mal fondée, pour ne pas dire absurde. Rafraîchir, c'est résoudre : or la résolution est l'ouvrage de la fièvre. De même des choses très-contraires ne le sont point quelquefois, eu égard au tempérament. Cependant, pour ne pas autoriser à vexer les malades par des remèdes trop violens, ou trop dégoûtans, nous dirons que l'excès en tout est un mal que l'homme sage sait éviter.

T. LVI. Les maladies de l'abdomen, dont nous parlons actuellement, se terminent pour l'ordinaire par les hémorroïdes, par un flux menstruel, ou par des sueurs, ou bien par la sortie d'une matière albumineuse qui se trouve logée dans les intestins. Ces maladies sont donc de vrais efforts excrétoires, qu'il est besoin quelquefois de solliciter vivement. Parlons de la colique des peintres. Quelques-uns (d'après l'expérience) combattent cette maladie par les forts purgatifs, et prétendent que les huileux et les adoucissans y sont nuisibles. D'autres, au contraire, n'emploient que les adoucissans, la saignée et les huileux, et condamnent ou abandonnent l'usage des purgatifs forts. L'observation peut terminer ce différent. La colique des peintres, suivant que je l'ai remarqué, a ses trois temps, ses jours et ses heures, qu'elle parcourt régulièrement. On peut, dans le commencement, employer les remèdes huileux, qui alors ne font pas toujours reverdir la maladie, mais aussi qui ne la jugent pas. Il est d'ailleurs une maxime favorable à l'usage des adoucissans; savoir, que l'art guérit quelquefois une maladie par une sage inaction. Les forts purgatifs guérissent la colique dont il s'agit, étant donnés sur la fin du second temps, et mieux encore dans le troisième: donnés dans le premier, ils l'étranglent à leur manière, tout comme les huileux, qui énervent aussi d'une manière particulière l'action des entrailles, et restent souvent sans effet. Le mieux est donc, pour ordonner ces sortes de remèdes, d'attendre quelques jours; cette attente au moins n'a point d'inconvéniens. On a beau purger au commencement de la maladie, elle va son train pendant les quatre ou six premiers jours; elle s'augmente ensuite ordinairement jusqu'au 9e ou 12e jour, et au-delà; et enfin elle finit par ses évacuations. Les huileux qu'on donne dans le second et le troisième temps, sont nuisibles, parce qu'ils s'opposent au travail de l'excrétion; les purgatifs seroient moins mauvais, même au commencement de la maladie; mais tout cela demande du jugement et de la sagacité. Il ne faut pas omettre de dire qu'il y en a qui sont guéris de la colique en question, ailleurs que dans les endroits où l'on n'a de foi que dans les purgatifs. Il est vrai aussi que les remèdes de cette nature, violens, n'y causent pas peu de récidives. Il y a donc encore bien des choses, et plus qu'on ne pense communément, à éclaircir sur cette matière. Le point essentiel seroit de déterminer les vrais signes qui indiquent ou contr'indiquent, soit les purgatifs même très-actifs, soit l'opium, l'expectation, les vésicatoires, les sudorifiques, ou la saignée. J'ai quelque lieu de croire qu'on pourra un jour, à l'aide de l'observation, reconnoîtré ces signes, quoique je n'osasse pas répondre qu'on y parviendra. Au reste, la colique des peintres est une vive image de beaucoup de maladies, qui ont leur siége dans les hypocondres : elle confirme ce que nous avons dit dans le texte précédent ; et on peut la ranger, ainsi que les autres affections de l'abdomen, dans la classe des nervales, ou dans celle des humorales, selon le caractère qu'elle prend, et auquel on doit faire attention dans le traitement. C'en est assez sur ces maladies de l'abdomen : faisons voir maintenant qu'elles sont la source d'autres affections.

Observ. XXXVIIIe. Un homme d'un tempérament bilieux, qui étoit attaqué, depuis deux ans, d'un hoquet si violent, qu'il ne pouvoit fort souvent parler ni respirer, fut guéri par un long usage des eaux de Bagnères, de la fontaine Dupré, en boisson.

Observ. XXXIXe. La boisson des eaux chaudes guérit radicalement une fille des pâles couleurs et du hoquet, en rétablissant ses règles.

T. LVII. Le hoquet, dont la cause appartient quelquefois, soit à l'œsophage, soit à l'estomac, est toujours un soubresaut du diaphragme, irrité ou immédiatement, ou par les viscères circonvoisins. Cette irritation, cette compression qu'éprouve le diaphragme dans le hoquet, ne dépendroit-elle point du déplacement des parties? Traitant autrefois, avec un autre médecin, une personne atteinte de cette maladie, nous mîmes inutilement en usage tous les moyens que l'expérience, la raison et les livres purent nous fournir : ce ne fut qu'au bout de quinze jours que nous la guérîmes sur le champ, en serrant très-fortement les hypocondres, l'épigastre et le dos du malade avec une serviette. Ce fait, et quelques autres semblables que je pourrois citer, ne donneroient-ils pas sujet de penser que la médecine mécanique, qui consiste dans les ligatures, les pincemens, les compressions et l'application des topiques, est trop négligée par quelques modernes? et ne pourroit-on pas accuser Freind d'avoir un peu trop légérement taxé ces remèdes, de remèdes vains? Il conviendroit peut-être mieux de dire que leurs vertus, et la manière de les appliquer, sont encore presque tout-à-fait ignorées.

Observ. XLe. Les eaux Bonnes guérirent une jeune fille qui éprouvoit des tremblemens du diaphragme et des secousses violentes de toute la région épigastrique, avec une rétraction des fausses côtes en dedans, et une grande difficulté de respirer quand elle marchoit.

Observ. XLIe. Parmi les maladies de l'observation 37e, qui sont fort souvent accompagnées de convulsions de l'épigastre, et de difficulté de respirer, une sur-tout qui affligeoit une jeune fille, mérite d'être rapportée : elle avoit tant de peine à respirer, qu'elle ne pouvoit faire aucun pas sans craindre d'être suffoquée; et quand elle s'efforçoit de monter, elle pâlissoit, suoit et tomboit de foiblesse, tellement qu'on l'eût prise, dans cet état, pour morte : elle fut guérie par les eaux chaudes, en boisson.

T. LVIII. Voilà des exemples du combat qui s'élève quelquefois entre les intestins et le diaphragme. C'est de ces dissentions que naissent ces douleurs vives, qu'on sent bien souvent vers la cloison transversale. J'ai vu une jeune fille robuste, dont le ventre s'aplatit tellement, peu d'heures après avoir été saignée du bras, aux approches de ses règles, que les muscles de l'abdomen touchoient l'épine, et qu'on apercevoit l'aorte à l'endroit du nombril : le diaphragme s'étant en même-temps retiré vers les côtes supérieures, il causa l'étranglement du cœur et du poumon, et ensuite une apoplexie, de laquelle la malade mourut le troisième jour. Hippocrate distingue quelquefois les maladies par le siége qu'elles occupent, soit au-dessus ou au-dessous du diaphragme. Cette distinction mérite de grands égards; car il y a bien des maladies que l'on croit exister au-dessus du diaphragme, et qui réellement existent au-dessous, comme sont la plupart des affections aiguës du poumon. Ne pourra-t-on jamais bien connoître les maladies que produit le diaphragme par son refoulement vers le thorax, et trouver le moyen de le ramener à sa courbure naturelle ? Les bons effets qui résultent si souvent de l'usage de l'émétique, ne proviendroient-ils pas de l'aplatissement qu'il cause au diaphragme ?

Observ. XLIIe. Une fille âgée de 28 ans, fut guérie d'une palpitation de cœur, habituelle, par les eaux de Bagnères, de la fontaine Lasserre, en boisson et en bain. Parmi les malades de l'observation 31e et 37e, dont plusieurs étoient affligés de palpitations de cœur, une fille sur-tout qui n'étoit pas réglée, éprouvoit des secousses si violentes de ce viscère, que tout son corps en étoit ébranlé, et qu'on eût dit, pour nous servir des expressions de Baillou, que son cœur extravaguoit; ce qui arrive souvent dans les pâles couleurs, ajoute le même auteur : elle fut guérie par la boisson des eaux chaudes, qui donna lieu à l'écoulement des règles.

T. LIX. Il est très-évident que ces palpitations tiroient uniquement leur source de l'abdomen, et que par conséquent on doit les y rapporter. Les médecins cliniques n'ignorent pas la grande sympathie qui règne entre l'estomac et le cœur. Il seroit fort à souhaiter que quelqu'un donnât la théorie du pouls, en l'étayant sur ces observations et autres semblables. Certainement le cœur se ressent des changemens qui se passent dans l'épigastre; car outre que le pouls souffre différentes modifications pendant le travail de la digestion, le cœur lui-même bat souvent irrégulièrement dans beaucoup de personnes, sur-tout si la digestion est un peu laborieuse : mais puisque les organes de la digestion produisent des changemens très-remarquables dans l'action du cœur, l'on peut tenir pour certain qu'ils en produisent aussi dans toutes les autres parties, c'est-à-dire que toutes les parties du corps empruntent de ces organes plus ou moins de leurs forces et de leurs mouvemens, et qu'on doit estimer dans le même rapport leur état sain et leurs lésions.

Observ. XLIIIe. Une femmelette, d'un tempérament phlegmatique, fut guérie d'une chaleur de poitrine insupportable, par les eaux de Bagnères, de la fontaine Dupré, qui lui procurèrent d'abondantes excrétions du ventre. Plusieurs de ceux dont il est parlé dans les observations 31e et 37e, qui éprouvoient de pareilles ardeurs de poitrine, des difficultés de respirer et des asthmes légers, furent également guéris par nos eaux soufrées, qui peuvent être regardées comme une ressource assurée et presque unique dans ces maladies.

Observ. XLIVe. Un sujet d'un tempérament bilieux, sec et ardent, qui souffroit une douleur et un serrement de poitrine continuels, fut parfaitement guéri en buvant abondamment des eaux de Cauterès, de la fontaine la Ralière, qui excitèrent vivement l'action de l'estomac, et procurèrent un grand appétit au malade, appétit qui étoit auparavant fort languissant.

T. LX. Les malades imputent bien souvent à leur poitrine des maux qui dépendent de l'estomac, ou d'autres viscères de l'abdomen grippés contre le diaphragme. Je voudrois que les médecins méditassent souvent ces paroles de Skenkius; que le foie, la rate ou l'estomac, quittant leur place, s'élèvent quelquefois jusque dans la cavité de la poitrine, en surmontant l'effort du diaphrame, et qu'ils causent l'étranglement du cœur, du poumon et de la trachée-artère. On conçoit par là pourquoi les lavemens causent souvent de bons effets dans ces sortes d'étranglemens : ils ramènent en bas le colon s'il est plein de matières; car sans la présence de ces matières, les lavemens pourroient nuire. Il arrive aussi quelquefois dans ces cas, que les malades sentent sur un des côtés, ou par tout le corps, une pression qui se fait de bas en haut, comme si on les enlevoit, ou comme s'ils devoient s'envoler, ainsi qu'ils le disent eux-mêmes. J'ai vu des médecins être au comble de leur joie, quand ils rencontroient de ces sortes de cas, fût-ce même des maladies très-aiguës, dans lesquels les matières contenues dans les intestins paroissoient l'être dans la poitrine. Ces faits, qui déconcertent certains praticiens, cadrent très-bien avec l'expérience, par exemple, avec les observations qui attestent la fréquente utilité de l'émétique et des purgatifs dans les maladies aiguës de la poitrine.

Observ. XLVe. Les eaux Bonnes sont, pour ainsi dire, spécifiques dans les affections catarrales, vulgairement connues sous le nom de rhumes : leur manière d'agir est d'exciter une petite fièvre qui mûrit promptement la maladie, et amène l'expectoration.

Observ. XLVIe. Un homme et une femme

furent guéris d'un catarre chaud, qui les fatiguoit depuis plusieurs années, par une longue boisson des eaux de Bagnères, de la fontaine du Prieur. Se feroit-il des amas de pituite dans la poitrine ?

OBSERV. XLVIIe. Une femme étoit attaquée, depuis sa dernière couche, d'une toux avec une forte oppression de poitrine et une grande cuisson à la gorge, et de plus son estomac faisoit difficilement ses fonctions : l'usage du lait l'ayant fait enfler par tout le corps, et rendue sujette à des sueurs nocturnes, elle but (c'étoit alors le troisième temps de la maladie) les eaux Bonnes, qui procurèrent une expectoration abondante, et dissipèrent tous les symptômes dans l'espace de quinze jours.

OBSERV. XLVIIIe. La renommée porte que Fagon, premier médecin du roi, guérit radicalement un asthme par les eaux de Barèges, qu'il fit prendre d'abord en boisson. Ce fait a été depuis consigné dans l'histoire. Quant à moi, voici ce que j'ai vu : 1° quatre asthmatiques, deux vieux et deux jeunes, à qui les eaux de Barèges, en boisson, procurèrent une expectoration abondante et du soulagement ; 2° deux autres asthmatiques que les eaux de Barèges incommodèrent d'abord, et en qui elles ne produisirent depuis aucun effet sensible ; 3° un vieillard sujet autrefois à un flux hémorroïdal, et à un asthme avec une grande oppression, lequel fut beaucoup soulagé par une abondante expectoration, excitée par les mêmes eaux ; 4° un gentilhomme bilieux, lequel étoit atteint depuis douze ans, pendant l'été, d'un asthme qui disparoissoit aux approches de l'automne : la boisson des eaux chaudes de Barèges, sans lui causer ni excrétion, ni commotion sensible dans la poitrine, le préserva cette année de son attaque ; 5° une jeune fille affligée de violentes convulsions de la poitrine, du diaphragme et du cœur, laquelle se trouvoit bien de l'usage des eaux de Cauterès, où elle avoit été envoyée de celles de Barèges, dont la boisson avoit fait craindre la suffocation de matrice.

Observ. XLIXe. Une dame de qualité devint rauque après ses couches, et elle ressentoit une telle oppression de poitrine, que le mouvement seul de la promenade la suffoquoit ; ses règles avoient aussi manqué de paroître dans le temps. N'ayant retiré aucun soulagement des remèdes ordinaires, elle but les eaux Bonnes, qui dégagèrent la poitrine, et rétablirent l'écoulement menstruel.

Observ. Le. Une forte toux périodique, accompagnée de difficulté de respirer, et souvent d'un vomissement de matière pituiteuse, fut guérie radicalement par la boisson des eaux de Cauterès, de la fontaine la Ralière.

T. LXI. La toux, la difficulté de respirer, certains accès d'asthme, qui sont autant de symptômes ou de phénomènes d'une fièvre pectorale, se guérissent souvent par les crachats; souvent même le catarre le plus léger, quoique l'on fasse, n'élude pas cette voie de terminaison, et les adoucissans n'en procurent pas toujours une guérison parfaite. D'ailleurs les personnes affectées de ces maladies éprouvent quelquefois dans les entrailles des changemens ou un bien-être, dont un médecin attentif peut s'apercevoir, et qui est très-favorable à la crise qui doit se faire. Les toux stomacales, comme étoit celle de l'observation 50e, attaquent fort souvent les enfans, et les adultes n'en sont pas tout-à-fait exempts. J'ai ouï parler, dit Baillou, de douleurs d'estomac si vives, occasionnées par la toux, et principalement par les toux sèches, qu'on avoit été contraint de remédier promptement aux désordres de ce viscère lui-même. On a vu même, suivant le rapport de Bassius, l'intestin duodénum produire un asthme périodique par sa grande expansion.

Observ. LIe. Une jeune fille qui avoit, depuis un mois entier, tout-à-fait perdu l'usage de la voix et de la parole, à la suite d'une fièvre putride, étoit languissante et fort triste. Elle faisoit assez bien ses autres fonctions, mais elle n'étoit occupée jour et nuit que du recouvrement de sa voix, ainsi qu'elle le faisoit entendre par des signes bouffons. On ne voyoit dans la cavité de sa bouche, ni dans sa gorge, rien qui dénotât la maladie. Vers le 7e ou 8e jour de l'usage des eaux de Bagnères, de la fontaine la Reine, en boisson, et de celles de Salies, en gargarisme, la malade prononçoit distinctement quelques mots par hasard, parmi le grand nombre qu'elle essayoit de dire à voix basse. Enfin ayant parfaitement recouvré la parole, en continuant le même traitement, elle se dédommagea abondamment du silence qu'elle avoit été obligée de garder. Une autre malade fut également guérie en buvant les eaux de Bagnères, de la fontaine Dupré.

Observ. LIIe. Une femme desséchée par le marasme, et dont la voix étoit presque éteinte, fut guérie par les eaux et les bains tempérés de Barèges. C'est ainsi que les malades des observations 31e et 37e, dont plusieurs étoient attaqués d'aphonie, d'enrouement, mais sur-tout de serrement et de tumeurs dans la gorge, étoient tous guéris par nos eaux, dès qu'elles avoient emporté la maladie principale.

T. LXII. Les maladies du larynx et du pharynx, dont il s'agit, doivent donc être rangées dans la classe des symptomatiques, et rapportées à une lésion de la matrice, ou de quelqu'autre viscère. C'est ce que l'on sait assez, quoiqu'on ne connoisse pas encore parfaitement le mécanisme de la voix et de la parole, ni bien des maladies de la gorge, dépendantes des organes de l'abdomen. Il est au moins certain, ainsi que l'observe Baillou, que dans ces affections on doit toujours faire attention à l'état des hypocondres. Au reste on ignore trop communément que les membranes de l'abdomen, de la poitrine et de la tête, se réunissent au col, où elles forment un merveilleux entrelacement, qui le rend sujet à un grand nombre de maux. Certains médecins regardèrent l'aphonie de l'observation 5e comme le produit de la pesanteur de l'estomac. Ainsi l'on voit des convalescens, après des maladies aiguës, à qui la faim, accompagnée d'une démangeaison dans les organes de l'épigastre, ôte la voix. Ne pourroit-on pas attribuer à de semblables sources, le changement de la voix qui se fait à l'âge de puberté, souvent presque subitement? Les médecins praticiens savent que la langue est l'interprète fidèle de l'état des entrailles; ce qui s'explique, si je ne me trompe, par la réunion des membranes entr'elles : du moins l'observation prouve-t-elle que cette réunion favorise le transport des oscillations de l'estomac et de l'œsophage aux parties supérieures. Cette même sympathie des membranes explique aussi pourquoi dans une forte angine le relâchement subit du ventre est mortel. J'ai vu se faire, dans un cas de cette espèce, un affaissement de la région épigastrique, si prompt, qu'on ne pouvoit pas douter de sa correspondance avec le col.

Observ. LIIIe. Un jeune homme d'un tempérament bilieux, qui avoit une horrible puanteur de bouche, fut guéri, ainsi qu'un autre qui avoit une amertume de bouche habituelle, par la boisson des eaux de Bagnères, de la source Dupré.

Observ. LIVe. Une jeune fille, dont les gencives étoient fort gonflées, et qui salivoit beaucoup, fut guérie par la boisson des eaux de Bagnères, de la fontaine Dupré. Ces eaux remédient aux douleurs des dents, et en préviennent les retours, en ranimant les fonctions de l'estomac, que l'on sait être bien souvent la cause de ces douleurs périodiques, sans parler de la matrice qui y a aussi, sans contredit, sa part, suivant le témoignage même des femmes, qui disent que dans leur grossesse, ou dans les maux qu'elle entraîne, leurs gencives se gâtent, et leurs dents s'affectent de carie. Comme je traitois un jour un flux de bouche presque séreux, avec les topiques ordinaires, vint un vieux routier, qui ayant fait prendre un purgatif pour abattre, disoit-il, les fumées de l'estomac, et prescrit les eaux chaudes en boisson ordinaire, vint à bout, dans quatre jours, de nettoyer la bouche parfaitement. Cette méthode, que j'ai employée depuis, me réussit. Des exemples semblables qui reviennent dans la pratique, peuvent servir beaucoup à ceux qui savent tirer parti des plus petites choses. Ceux, dit Hippocrate, dont le nez flue, sont soulagés par le vomissement et la diarrhée; par conséquent ces flux du nez, de la bouche et du gosier, tirent ordinairement leur source de l'estomac et des intestins. Vous donc, personnes du beau sexe, pour avoir moins besoin de recourir aux topiques pour les dents, soyez plus réservées sur l'usage et l'apprêt des viandes! Outre que ces remèdes ne guérissent pas les maux que votre estomac énervé produit sur vos gencives, vous courriez risque de vous attirer, par votre indiscrétion, quelque maladie funeste de la part de ce viscère. J'ai vu une femme qui prévoyoit les attaques d'un mal de dents auquel elle étoit sujette, par un sentiment d'aigreur qu'elle éprouvoit du côté de l'épine du dos, vis-à-vis de la fossette du cœur, à l'endroit où se termine l'œsophage. Il y a aussi des affections des gencives qui désignent le côté affecté d'un viscère.

Observ. LVe. Un ecclésiastique âgé de 33 ans, sec et bilieux, fut atteint d'une cruelle migraine, dont les accès, assez rares d'abord, devinrent ensuite journaliers, et le prenoient régulièrement tous les soirs. Après mille remèdes tentés inutilement, les eaux de Chaudes, employées en boisson et en bain pendant trente jours, l'ont garanti depuis un an de tous les assauts de cette maladie rebelle.

Observ. LVIe. Une femme, quoique bien réglée, devint sujette à une migraine, dont les retours étoient constamment précédés d'une constipation du ventre, absolue. Les eaux de Bagnères, de la fontaine Salut, bues pendant le jour, et celles de la fontaine la Reine, le matin, ouvrirent le ventre, et firent disparoître la migraine.

T. LXIII. Personne n'ignore que la migraine naît très-souvent de l'estomac : ceux qui y sont sujets disent eux-mêmes qu'une diarrhée ou un vomissement, accompagnés ordinairement d'une fièvre critique bien marquée, les délivrent entièrement : mais je ne pense pas qu'il soit possible de prouver que cette maladie doit son existence à des matières visqueuses et âcres, introduites des premières voies dans le sang, par les vaisseaux lactés, et portées ensuite au cerveau, où, en causant des irritations et des obstructions, elles déterminent les accès de différente durée, d'un, de quatre, ou de sept jours. N'y a-t-il pas plus de probabilité à attribuer la migraine à l'irritation qu'éprouvent les nerfs gastriques, dont quelques rameaux se distribuent à la membrane pituitaire, ou bien aux secousses des membranes qui sont communes au cerveau et à l'estomac? Ainsi la migraine dépendra, sans parler des causes particulières à la membrane pituitaire, d'un vice de l'estomac produit par une matière saburreuse ou bilieuse, qui suscite la fièvre, et irrite la portion de ce viscère correspondante à la tête. Ce que remarque Hippocrate, que la maladie réside dans la partie souffrante ou en travail, n'est donc pas vrai sans exception; car, dit Baillou, ce n'est pas toujours à l'endroit où l'affection a fondé son siége, qu'on sent la douleur, comme ce n'est pas toujours dans la partie douloureuse que la maladie ou sa cause première résident. Hippocrate n'ignoroit pas sans doute ces vérités, puisqu'il dit qu'on doit remonter à la cause première, au principe des maladies, maxime qui a passé en axiome parmi les dogmatiques.

T. LXIV. Il est bien important de remarquer que la migraine, ou ses accès ne sont bien souvent qu'un symptôme du redoublement de quelque maladie chronique, qui a sa marche particulière, ses périodes et ses temps qu'elle parcourt, et qu'il seroit dificile et même dangereux de vouloir changer. Bien souvent aussi la migraine est le fruit des révolutions de l'âge. De ce qu'elle est entée sur quelque maladie chronique, il n'est pas surprenant qu'elle soit très-familière aux hémorroïdaires, aux femmes qui sont privées de leurs règles, ou qui sont affectées de quelque maladie lente de l'abdomen, ainsi qu'il arrive souvent; quelquefois elle se change d'elle-même en une autre affection, ou bien elle lui succède, et alors quoiqu'elle ne montre pas d'abord un caractère bien décidé, elle n'est pas moins une maladie de la classe de celles qui sont énoncées dans le texte 43. Il est maintenant facile de dire pourquoi la vésicule du fiel a été trouvée gorgée de bile, et fort distendue dans des personnes mortes de la migraine. La douleur de tête, qu'on nomme le clou à cause de sa ressemblance avec celle que pourroit causer un clou qui seroit enfoncé dans les chairs, la céphalalgie, les tintemens d'oreilles, les vertiges, et les autres affections de cette espèce, reconnoissent toutes la même source que la migraine.

Observ. LVII. Les règles s'étant supprimées dans une fille, elle fut attaquée de la fièvre et d'une cruelle douleur de tête, au côté droit : les remèdes ordinaires semblèrent d'abord lui faire quelque bien; mais bientôt la douleur se réveilla avec plus de violence. L'usage des eaux de Cauterès, en boisson et en bain, ne tarda pas à procurer un bon appétit, une transpiration abondante, et le rétablissement des règles; de manière que la malade disoit qu'on lui rendoit sa tête, et qu'elle-même étoit rendue à la santé.

Observ. LVIIIe. Une femme de 35 ans, assez bien réglée, étoit depuis long-temps en proie à une migraine : malgré les remèdes qu'elle prenoit, ou peut-être pour raison de leur mauvaise administration, la douleur s'empara de toute la tête; cette douleur étoit périodique : elle fut parfaitement guérie par les bains tempérés de Barèges, et ses eaux chaudes en boisson, qui vers le 15e jour procurèrent des déjections critiques purulentes par les narines.

Observ. LIXe. Un hypocondriaque et une jeune fille, tous deux attaqués du vertige, burent les eaux chaudes, qui par leur effet énergique leur ôtèrent d'abord le sommeil, mais qui leur rendirent la santé, en dissipant la paresse de leur ventre.

Observ. LXe. Les eaux chaudes et les autres, prises en boisson et en injection, guérissent souvent certaines duretés d'oreilles, et certaines espèces de surdités. Suivant la tradition, on regardoit anciennement les eaux de Bagnères, de la fontaine Saint-Roch, comme spécifiques dans ces

T. LXVII. Je ne dis ni ne puis penser que dans ces métastases la matière de l'excrétion coule toujours et sans interruption, d'un lieu dans un autre; elle se gonfle et mûrit par degrés; et de couche en couche, de lame en lame, elle parvient jusqu'à l'endroit où se forme le noyau de la maladie. Une femme enceinte, dit Brassevole, qui mangeoit souvent de la glace, fut attaquée d'une violente toux et d'une douleur d'estomac, et elle digéroit avec beaucoup de peine : sa guérison s'opéra dans l'ordre qui suit; la toux cessa la première, la douleur disparut ensuite, et enfin l'estomac recouvra ses forces. Ainsi voilà trois maladies, la toux, la douleur d'estomac, et la difficulté de digérer, qui se guérissent l'une après l'autre ; la poitrine, comme la plus éloignée, fut la première délivrée, ensuite cessa la douleur qui étoit occasionnée par la difficulté de digérer. Je ne citerai pas mes propres observations à cet égard, qui pourroient être suspectées; mais je dirai qu'on peut apercevoir un ordre semblable dans la guérison de la plupart des maladies, pourvu qu'on sache en démêler les phénomènes. Ainsi dans les maladies aiguës, le bout de la langue rougit et se nettoie le premier; ce qui peut indiquer autre chose que ce qui est indiqué lorsque la superficie se pèle par parcelles, ou que sa pointe se sèche à diverses reprises. Ainsi dans l'érysipèle et la petite vérole, la dessication se fait d'abord au visage, ensuite au col, et successivement à la poitrine et aux extrémités inférieures. De même des narines humides annoncent quelquefois l'expectoration dans les maladies aiguës: les yeux et le visage annoncent aussi au médecin intelligent l'état des entrailles, et surtout les révolutions heureuses qui s'y passent. Il semble encore, dans certaines affections du cerveau, à en juger par l'abattement extrême du visage, que la mort commence par les parties supérieures, le front, les yeux, et qu'elle descende ensuite. Telle est donc, quelle qu'en soit enfin la cause, la marche ordinaire des révolutions morbifiques, de commencer par les extrémités de la masse cellulaire située au-dessus du diaphragme, et de s'étendre par degrés jusqu'à lui. On peut, d'après ces principes, expliquer un fait de pratique intéressant, savoir, pourquoi une partie est la première, et ensuite la dernière affectée, ainsi qu'il arrive souvent dans les maladies aiguës. C'est une remarque de Mercurial. L'explication de tous ces phénomènes est encore à trouver, si je ne me trompe, dans la théorie ordinaire.

T. LXVIII. Nous voici arrivés aux maladies sympathiques et symptomatiques des extrémités du corps, ou de sa circonférence. Toutes ces maladies composent une classe particulière, ou même un genre de maladie connue sous le nom de rhumatisme, ou de fièvre des jointures, ou des extrémités. On pourroit, avec raison, appeler cette fièvre, dont le caractère et la marche ne sont pas faciles à décrire, maladie vague et errabonde. Il convient de se rappeler ici ce que nous avons dit ailleurs du tissu cellulaire, qu'il est la vraie enveloppe de toutes les parties du corps, enveloppe perméable en tout sens, et par conséquent propre à favoriser le transport des humeurs, sur-tout de la matière de la transpiration, quelque direction qu'elles veuillent prendre dans les métastases. D'ailleurs l'organe cellulaire forme, par le moyen de ses productions, une liaison intime avec les organes de toutes les cavités ; il lie les muscles aux viscères et à la peau, et détermine enfin l'étendue du département de chaque organe. Ces notions peuvent répandre un plus grand jour sur l'histoire du rhumatisme, et le ramener à la classe des maladies du théorème 43.

Observ. LXIIIe. Un mélancolique éprouvoit, pendant le travail de la digestion, de vives secousses dans les entrailles, les jambes, les pieds et les mains ; celles-ci étoient aussi fort souvent enflées et douloureuses. Dans toutes les parties musculaires de son corps que je palpois, je sentois un trémoussement pareil à celui d'un animal qui vient d'être assommé. Les remèdes de toute espèce n'ayant produit aucun effet, le malade eut recours aux bains tempérés, et à la boisson des eaux de Barèges, et il parut en peu de temps être guéri.

Observ. LXIVe. Un jeune homme sec et bilieux fut atteint, à la suite d'un grand effort, d'une douleur au milieu de la fesse gauche, qui, dans le temps du travail de la digestion s'étendoit jusqu'à l'estomac, et occasionnoit souvent le vomissement. La boisson des eaux chaudes de Barèges, ses bains tempérés et ses douches tièdes augmentèrent d'abord la douleur, et il s'en éleva une nouvelle dans l'oreille du même côté; la suppuration s'étant depuis établie dans cet organe, et un flux hémorroïdal étant survenu, le malade parut être guéri.

Observ. LXVe. Un homme affligé d'une douleur d'estomac, ou du fer chaud, et d'un rhumatisme aux bras qui s'augmentoit dans les changemens du temps, fut guéri par les eaux chaudes et les bains tempérés de Barèges.

T. LXIX. Il résulte évidemment de ce qui a été dit, que l'estomac, dont les sympathies sont assez assurées par l'observation, souffre un dérangement plus ou moins notable dans les affections mêlées de douleur; car puisque la matière de la transpiration de la peau est diminuée en proportion de l'augmentation des évacuations du ventre, ainsi que l'a remarqué Hippocrate, *et vice versâ*, il est certain qu'il y a une voie ouverte à la matière de la transpiration, de la peau au ventre, et du ventre à la peau. D'ailleurs, on a vu des personnes tomber en défaillance quand elles se baignoient à jeun. Galien cite l'exemple d'un homme qui éprouvoit une sensation vive dans l'estomac s'il se baignoit avant d'avoir mangé un morceau de pain: tout cela démontre que l'estomac et l'extérieur du corps ont des correspondances d'action réciproques: cette action qui est double de part et d'autre, consiste dans un flux alternatif d'oscillations, ou dans un exercice constant des forces centripètes et centrifuges, accompagné de l'émission d'une espèce de rosée. Le dérangement qui survient dans l'ordre des oscillations, ou des forces susdites, est la cause du rhumatisme, dans lequel l'estomac doit nécessairement avoir sa part.

T. LXX. Voici des faits qui éclairciront davantage la matière dont il s'agit. Il y a des personnes sujettes aux vents, qui sentent un frémissement, lequel part du pied, s'avance jusqu'à l'estomac, et produit des rots; d'autres qui sont attaquées de douleurs vagues, éprouvent un trémoussement dans les membres douloureux, à mesure qu'elles toussent ou que leurs intestins se remuent; enfin une partie souffrante communique ses maux, la rougeur, le froid, les convulsions, l'œdématie à ses parties correspondantes, ou bien qui sont placées dans son département; ces vices se communiquent tout ainsi que dans un os carié: par exemple, les chairs qui le recouvrent se gonflent, deviennent douloureuses, et se mortifient en conséquence des altérations que le tissu cellulaire souffre de proche en proche. C'est de cette manière que le mauvais état des viscères produit le rhumatisme.

Observ. LXVIe. Une femme qui depuis un mois, époque de ses couches, étoit sujette à des sueurs copieuses et à une fièvre lente, ayant eu l'imprudence de se baigner les jambes dans de l'eau froide, elle fut bientôt attaquée par tout le corps, mais sur-tout à la région lombaire, d'un rhumatisme violent, avec fièvre et une espèce de suffocation. Les eaux de Cauterès, de la fontaine la Ralière, en boisson et en bain, rétablirent son appétit, ses règles et sa santé, dans l'espace de quinze jours.

Observ. LXVIIe. Un paysan attaqué depuis deux mois d'un rhumatisme, avec engourdissement du côté droit du corps, fut guéri par les bains de Cauterès, de la source Dubois, qui excitèrent des sueurs copieuses. Des douches faites avec les eaux de la même source sur les parties affligées, délivrèrent un autre paysan d'un rhumatisme qui occupoit la partie antérieure de la poitrine, et la région épigastrique.

Observ. LXVIIIe. Une femme quinquagénaire fut, après la suppression de ses règles, atteinte de douleurs très-vives à l'épaule, au coude, et au carpe gauches, dont les accès étoient fréquens et se terminoient par une diarrhée bilieuse : les bains de Cauterès, de la fontaine Dubois, et la boisson de celles de la Ralière lui ayant procuré des sueurs fort copieuses, elle en reprit, la saison suivante, l'usage qui produisit les mêmes effets, et la guérit radicalement.

Observ. LXIXe. Un militaire, homme fort robuste, avoit gagné dans les campagnes de Bohême une cruelle sciatique, qui le rendoit maigre et languissant; les douleurs étoient presque continuelles, et s'étendoient depuis le haut de la fesse gauche, jusqu'au genou du même côté, qui étoit œdémateux. Il n'avoit pas pu être guéri par les remèdes ordinaires. Les eaux de Cauterès, de la fontaine la Ralière, en boisson, et les bains de la fontaine du Petit-Bain lui procurèrent des sueurs abondantes, et la guérison.

Observ. LXXe. Un homme bilieux, de l'âge de 43 ans, fut guéri d'un rhumatisme au bras, par les eaux de Bagnères, de la fontaine du mont Cazaux. Un autre fut délivré d'une sciatique, par les bains du roc de Lane ; et un troisième qui traînoit la même maladie depuis plusieurs années, fut guéri par les bains de la fontaine Darqué.

T. LXXI. La fièvre rhumatismale a donc ses temps d'excrétion et son appareil critique qui se termine, tantôt par une sueur abondante, comme dans l'observation 69e, tantôt par un flux menstruel, ou par d'autres évacuations, selon la nature et l'usage de l'organe affecté. Ce mouvement excrétoire dont nous parlons, ou cette troisième fièvre, ainsi que nous l'avons appelée ailleurs, et que nos eaux procurent, ne doit pas être troublée, puisqu'elle est l'instrument de la guérison. Selon ce qui vient d'être dit, la fièvre de rhumatisme doit se ranger de droit dans la classe des maladies du théorème 43.

Observ. LXXIe. Plus la fièvre de rhumatisme est aiguë, plus elle demande d'être traitée avec précaution. Un moine, consumé par le marasme, à la suite d'une fièvre putride, fut attaqué, dès sa convalescence, d'une douleur aux bras et aux articulations, avec enflure et fièvre lente : la boisson des eaux de Barèges procura le quatrième jour une diarrhée qui dura jusqu'au septième; les bains qu'on n'avoit pu mettre en usage, à cause de l'extrême foiblesse du malade, que vers le vingtième jour, calmèrent un peu les douleurs, mais elles se réveillèrent au printemps suivant. Le traitement précédent ayant été continué pendant trois ans, ce ne fut qu'au bout de ce temps que la santé du malade fut bien rétablie, parce que l'ouvrage excrétoire se faisoit chez lui lentement.

Observ. LXXIIe. Une femme âgée de 28 ans, d'un tempérament assez délicat, fut attaquée, longtemps après ses couches, d'un rhumatisme qui occupoit la partie antérieure de la poitrine, le derrière du col, la tête et les épaules; ces parties étoient enflées et érysipélateuses. A ces accidens étoit jointe la fièvre que l'usage des eaux Bonnes en boisson augmenta, et que termina une excrétion abondante de crachats purulens et de mucosité par le nez, dont la malade reçut un très-grand soulagement.

T. LXXIIe. L'expérience nous apprend que la fièvre dont il s'agit a souvent son siége principal dans les entrailles; fréquemment sur-tout son noyau réside dans la poitrine, d'où il est emporté par l'excrétion. Il faut donc, dans le rhumatisme des parties supérieures, avoir une grande attention à l'état des poumons. J'ai même remarqué que si dans le troisième temps de la maladie, qui est ordinairement fort orageux, il ne se fait pas une évacuation critique par les excrétoires des organes susdits, il y a beaucoup à craindre pour la récidive, laquelle n'épargne pas toujours ceux même qui crachent beaucoup, parce que le rhumatisme devient bientôt idiopathique, ayant ses accès dans le changement des saisons; et selon que l'estomac et l'ame se trouvent disposés. J'ai de plus observé, ou du moins j'ai cru observer souvent que le rhumatisme tient une marche assez régulière, quelques remèdes que l'on y emploie. Je pense aussi que quand les douleurs occupent les parties inférieures, la cause est dans les viscères de l'abdomen, plutôt que dans la poitrine, et que c'est entre ces deux cavités, dans la région de l'estomac, qu'il faut chercher le foyer du rhumatisme, comme celui de bien d'autres maladies; car les douleurs qui sévissent à l'extérieur du corps, ne sont que des effets de la cause principale, qui les produit de la manière que nous l'avons expliqué dans les théorèmes 66 et 68.

T. LXXIII. Comme dans le rhumatisme et dans presque toutes les maladies le travail de la nutrition, ouvrage des solides, ne se fait qu'imparfaitement, il arrive ce que nous avons dit plus haut, que le suc nourricier surabonde dans le sang, où il est mêlé avec la matière de la transpiration, laquelle est, ainsi que lui, retenue par le serrement spasmodique des organes excrétoires, et évacuée à la fin de la maladie par celui de ces organes qui entre le premier en action. Si la marche de la maladie est trop lente, ce qui retarde le travail de la crise, on doit l'exciter; et on doit la réprimer, si elle est trop précipitée : par conséquent il n'est pas possible de décrire une méthode de traitement invariable. Ainsi celle des anciens, qui suivoient constamment la nature, ne pouvoit être qu'erronée et superstitieuse. Celle des modernes, qui veulent qu'on n'attende pas nonchalamment les crises, croyant pouvoir maîtriser la nature, n'est ni nouvelle ni mieux fondée, ni moins dangereuse que la première. Il y a dans cela, comme nous l'avons fait observer ailleurs, un milieu à tenir. Quoiqu'il en soit dans toutes les maladies, et principalement dans les symptomatiques, desquelles nous avons parlé jusqu'à présent, il a été reconnu par une observation exacte, que les mouvemens du corps ou de ses vaisseaux, et de ses plus petites fibres, se portent du centre à la circonférence, d'où ils reviennent au centre par une infinité de détours, et qu'enfin ils s'élancent de nouveau du centre à la circonférence avec un surcroît de force. Cette alternative des mouvemens a également lieu dans la santé.

TROISIÈME PARTIE.

Maladies idiopathiques. Le strictum et le laxum. Flux variqueux ; varices, dilatations du genre veineux. Les hémorroïdes. Les hémorragies. Flux aqueux et pituiteux. Effets des strictures internes. Flux muqueux. Fleurs blanches ; leurs voies. La douleur. L'amaigrissement des parties. L'obstruction. Les ulcères. Les cicatrices. La résolution des tumeurs. Expulsion des corps étrangers. Les fistules. Les maladies des os ; leur ramollissement. Les calus ; les anchyloses commençantes. Ulcères des intestins. Embarras et ulcères de la matrice, de la rate, du foie. Fistules au poumon ; ulcères dans cette partie ; abcès dans son tissu. Espèce de consomption dorsale. La consomption anglaise. Convulsions et paralysie légères. Les maladies idiopathiques ont quelque chose de sympathique, et qui tient plus ou moins aux entrailles, aux forces épigastriques.

L'ANCIENNE doctrine du *strictum* et du *laxum*, dont Themison fut l'auteur, doctrine que les facultés de Galien et ses qualités humorales tant célébrées ne purent abolir, et que les efforts des chimistes qui vinrent long-temps après Galien, ni les fauteurs de la circulation du sang, ne purent ébranler, se montre de nouveau avec éclat dans les écrits de quelques modernes d'un mérite recommandable. On ne peut pas douter que cette doctrine ne soit une source féconde de vérités. C'est par elle que la sage école de Stahl, qui se guida sur-tout par l'observation, aima d'être nommée et distinguée; et il n'est point de défenseur du système des solides, contre celui des humoristes, qui pût rougir de l'avoir adoptée. Elle embrasse assez bien tout ce qui regarde la pathologie; elle semble remplir l'objet des vœux de Descartes, qui ne demandoit que de la matière et du mouvement pour l'explication de tous les phénomènes de la physique. Enfin il n'y a pas de médecin à qui la doctrine du serrement et de la laxité ne serve souvent de flambeau dans le traitement des maladies.

T. LXXIV. Il y a fort peu de maladies qui soient produites par le serrement seul, ou par le seul relâchement. Ces deux vices se rencontrent ordinairement ensemble, soit qu'ils occupent des parties antagonistes, ou qu'ils s'emparent des fibres du même organe; dans ce cas le combat qui s'élève est très-dangereux, s'il ne cesse promptement. Quand les vices dont nous parlons se déplacent d'eux-mêmes ou autrement, et qu'ils vont affecter des organes qui ont de la correspondance avec les parties où ils siégeoient d'abord, ils donnent lieu à des maladies sympathiques, qui sont celles dont nous avons traité dans la partie précédente de cet ouvrage. Si ces vices restent long-temps fixés dans la partie où ils ont pris leur existence, et qu'ils en pervertissent le ton, la constitution ou la force naturelle, il en résulte des maladies idiopathiques, qui sont celles dont nous allons maintenant nous occuper. Les unes et les autres sont quelquefois tellement confondues ensemble, qu'il est bien difficile de les pouvoir distinguer. Pour procéder avec méthode, nous allons d'abord voir l'effet que produisent le serrement et la laxité dans les grosses veines.

Observ. LXXIIIe. Un homme bilieux étoit affligé d'un violent rhumatisme à la cuisse droite, lequel se termina par une grosse tumeur qui occupoit toute la jambe du même côté, et qui étoit sur-tout remarquable par un grand nombre de varices qu'on y apercevoit : les eaux de Barèges en douches, en bain et en boisson, rétablirent la jambe assez bien dans l'espace de deux ans ; il n'y resta qu'une espèce de grosseur qui ne nuisoit en rien.

Observ. LXXIVe. Une femme fut attaquée,

peu de temps après la suppression de ses règles, d'un rhumatisme à l'aine gauche, lequel, se termina par des varices à la cuisse et à la jambe du même côté, qui l'empêchoient entièrement de marcher. Elle fut guérie par les eaux de Barèges, prescrites comme dans le cas précédent.

T. LXXV. La laxité des veines qui a lieu dans les varices, et qui provient principalement de la destruction du ton de leur tissu cellulaire propre, annonce le serrement dans quelque viscère. Cette lésion du ressort des veines qui fait que le sang s'y arrête, et qui est la source de beaucoup de maux, est connue parmi les praticiens sous le nom de flux variqueux : on lui donneroit plus à propos celui d'orgasme des veines. Ce vice ne paroît entretenu par la présence d'aucun miasme ni d'aucun virus; il semble dû seulement à la mauvaise disposition des organes. Le flux dont il s'agit, ou l'effort qui le produit, affecte quelquefois tout le système veineux; souvent aussi il se porte de l'intérieur à l'extérieur, où il cause un gonflement des veines, général et permanent. On voit arriver de ces sortes de gonflemens, en telles ou telles parties, chez bien des femmes, aux approches de leurs règles; et quand ils subsistent trop long-temps, comme lorsque la matrice manque d'agir dans le temps marqué pour son action, ou qu'elle a tout-a-fait cessé d'agir, ils donnent souvent lieu à des affections chroniques de la poitrine ou de l'abdomen. Cependant le flux variqueux extérieur se borne ordinairement à une seule partie, et le plus souvent il se place aux jambes, sur-tout chez les personnes adultes.

T. LXXVI. Les hémorroïdes sont absolument du ressort du flux variqueux ; elles dépendent d'un serrement du foie, ou de la veine-porte. Cette veine étant soumise à l'action des nerfs gastriques, on ne doit pas toujours attribuer, comme Stahl l'a fait, la cause du flux hémorroïdal à la simple pléthore, ni regarder toujours ce flux comme critique. Ce sentiment des Stahliens se détruit à peu près par les mêmes raisons qui renversent l'opinion de Freind, sur les causes de la menstruation.

Observ. LXXVe. Un homme bilieux étoit réduit à un triste état, par une affection hémorroïdale qui revenoit souvent, et qui étoit accompagnée, autour de l'anus, de tubercules plus ou moins durs : il recouvra son appétit et ses forces, et la partie affectée, son état naturel, par l'usage des bains tempérés de Barèges, des mêmes douches et des mêmes eaux en boisson.

Observ. LXXVIe. Dans une femme qui avoit eu plusieurs couches, le ventre se couvrit de tumeurs variqueuses, et devint tellement enflé et douloureux, qu'on craignoit qu'il n'y eût déjà un commencement d'inflammation. Les bains des eaux et des douches de Barèges firent disparoître les varices et l'enflure du ventre.

Observ. LXXVIIe. Plusieurs gonflemens variqueux des vaisseaux spermatiques, qui venoient d'efforts violens, ou d'un commerce impur, et qui grossissoient considérablement et comme par redoublemens, un entr'autres dans un mélancolique à qui le chagrin avoit causé cette maladie, furent guéris par les eaux chaudes.

Observ. LXXVIIIe. Une femme chargée de graisse, et cachectique, âgée de 40 ans, ayant cessé d'être réglée, son vagin se relâcha, et pendoit à l'orifice extérieur de la vulve, en manière de boule, sans aucune douleur; elle fut guérie par les eaux de Bagnères, de la fontaine Dupré, en boisson, et par les demi-bains et les douches de la source Saint-Roch, dans l'espace d'environ vingt jours.

Observ. LXXIXe. Un vieillard sujet à une strangurie qui étoit suivie d'un pissement de sang, et à des varices au fondement, trouvoit son soulagement dans les bains tempérés de Barèges, et dans l'usage de ces eaux en boisson, coupées avec le lait.

T. LXXVII. Il suffira ici aux médecins cliniques, de leur rappeler que toutes les maladies des cas précédens appartiennent au flux variqueux; d'ailleurs il y a tant d'affections de ce genre, soit critiques ou symptomatiques, qui dépendent si clairement de l'abdomen, qu'il n'est pas possible de former le moindre doute sur cette vérité, qui a aussi été reconnue par des auteurs de poids, tels qu'Alberti, et d'autres, sur-tout les Stahliens.

OBSERV. LXXXe. Parlons maintenant d'autres maladies, qui sont de même nature, mais qui ont un autre siége. Une fille étoit sujette à un saignement de nez, qui revenoit régulièrement chaque mois, précisément avant et après l'apparition de ses règles; elle fut guérie par les eaux de la fontaine Salut, en boisson et en bain. Pareil usage des eaux Bonnes eut à peu près le même succès dans une fille qui crachoit le sang.

OBSERV. LXXXIe. Un jeune homme fort charnu, et adonné au libertinage, devint sujet à des douleurs de tête très-vives, et à de fréquens saignemens du nez. L'intérieur de cette partie étoit rempli d'espèces de croutes polypeuses, pour lesquelles le malade vint aux eaux de Barèges; leur usage procura en partie la chute des croutes, et diminua les douleurs de tête.

OBSERV. LXXXIIe. Un jeune homme bilieux, sujet à un crachement de sang, presque sans fièvre apparente, et une femme atteinte de la même maladie, avec suppression des règles;

étoient fort soulagés par la boisson des eaux Bonnes.

T. LXXVIII. Les varices de l'observation 74e font voir l'étendue du département de la matrice, qui les produisoit par son serrement. Le crachement de l'observation 80e étoit dû à un violent effort qu'avoit fait la malade en levant un fardeau, pendant lequel elle disoit avoir senti dans l'intérieur de l'épigastre, de la douleur et un bruit particulier. Quelquefois le flux variqueux qui dépend de la matrice, se jette sur les poumons. J'ai vu une fille dont les règles couloient par un ulcère qu'elle avoit au pied ; lorsqu'elles vouloient paroître, le pied se couvroit d'une grande quantité de varices. Voilà, pour le dire en passant, un phénomène qui achève de renverser l'opinion de Freind sur les causes de la menstruation. Dans un jeune homme qui crachoit le sang, dit Baillou, l'on sentoit des pulsations se porter des hypocondres vers les parties supérieures, comme si la colonne de sang (ou la force qui la poussoit) y eût été dirigée avec la main, et elles causoient un frémissement plus ou moins vif.

T. LXXIX. Les veines paroissent être plus sujettes au flux variqueux que les artères ; on sait qu'elles sont toujours gonflées, quand le flux se porte à l'extérieur : mais pourquoi les veines de l'intérieur n'éprouveroient-elles pas de semblables engorgemens? Les phénomènes des maladies prouvent que le reflux du sang dans les veines a lieu: ainsi on voit assez souvent les veines jugulaires être gonflées, lorsque les entrailles sont dans un état de serrement. Dans l'agonie, le sang reflue des troncs des veines dans leurs branches; celles qui manquent de valvules ne peuvent pas s'opposer à ce reflux que favorisent la situation des veines pulmonaires, leur structure, et même la disposition des vulves qui sont à la base du cœur; et de plus les diverses anastomoses, telles que celle de la veine-cave avec la veine-porte dans le foie et dans l'hypogastre, et celles des sinus veineux de l'épine. Il faut donc distinguer, autant qu'il se peut, l'hémorragie artérielle, de la veineuse. Au reste, il y a, selon la remarque d'Hippocrate, des hémorragies propres à chaque âge. Dans l'enfance et la jeunesse, elles arrivent ordinairement par les parties supérieures, et par les inférieures, dans la vieillesse et l'âge viril. Ce passage d'Hippocrate fournit une nouvelle preuve en faveur de la sympathie des organes et de la marche réglée qui s'observe dans les maladies et leurs phénomènes. Les plus petits vaisseaux, tant les artériels que les veineux, sont aussi sujets à devenir variqueux; ce qui dépend de la force avec laquelle le sang peut indifféremment y couler en fluant ou refluant.

Observ. LXXXIIIe. Les flux aqueux et pituiteux, dont nous allons parler maintenant, sont un amas d'eau, de mucus, de sérosité, ou de lymphe, qui se forme entre les lames de l'organe cellulaire. Un homme d'une constitution mollasse, âgé de quarante-sept ans, dont les jambes et les cuisses étoient enflées, fut guéri par les eaux de Bagnères, de la fontaine de Salut : celles de la source de Lane guérirent aussi un sujet cachectique.

Observ. LXXXIVe. Parmi les malades de l'observation 30e, dont plusieurs avoient le visage, les jambes et tout le corps enflés, nous remarquerons une femme qui, après une suppression des règles, fut bientôt atteinte d'un gonflement à la cuisse : elle recouvra sa santé par la boisson des eaux chaudes.

Observ. LXXXVe. Un homme d'une complexion assez robuste, devint enflé de tout le corps après des accès de fièvre. Il fut guéri par les eaux de Bagnères, de la source Teas, qui lui procurèrent des sueurs copieuses, et par les eaux de la fontaine la Reine, qui entraînèrent beaucoup de matières par les selles.

T. LXXX. Il est très-important de savoir si les flux sont le produit du relâchement du tissu cellulaire de la partie affectée, ou si au contraire ils dépendent d'un serrement des vaisseaux de cette même partie, ainsi que cela arrive dans certaines inflammations. Comme il est d'ailleurs très-certain que l'œdématie est presque toujours produite par la pléthore, et par l'effort spasmodique de quelque viscère qui fait couler les humeurs au travers des cellules du tissu muqueux, il est vrai aussi que cet effort procède ordinairement de l'épigastre. C'est du vice de resserrement que naissent les leucophlegmaties actives qui attaquent les jeunes filles, et qui sont accompagnées d'une fièvre assez forte : la leucophlegmatie qui se joint quelquefois à la fièvre maligne, l'enflure de la face et celle des mains qui surviennent dans la péripneumonie, dans les fièvres vermineuses, et dans certaines suppressions des règles, dépendent de la même cause, ainsi que les métastases et les flux œdémateux qu'on voit souvent succéder à de mauvaises crises. Dans tous ces flux, la partie vers laquelle les oscillations se dirigent s'enfle presque tout-à-coup, et son tissu cellulaire est baigné d'humeurs, tandis que le reste de la peau est serré et aride ; enfin presque tous les œdèmes dénotent l'affection de quelque viscère, et d'un viscère qui est ordinairement situé dans le côté qu'ils occupent. Tout cela paroît trop connu pour que nous nous y arrêtions plus long-temps. Mais ne pourroit-on pas, d'après ce qui vient d'être dit, établir une théorie de l'hydropisie plus lumineuse que ce qu'on dit ordinairement?

T. LXXXI. Les flux que nous avons rapportés jusqu'ici, ne sont guères que séreux; les organes spongieux qu'ils affectent, dit Hippocrate, tels que les poumons, la rate, les mamelles, ect. s'amollissent, se gonflent et se distendent. Quand c'est la mucosité qui aborde et s'amasse dans une partie, le flux s'appelle alors muqueux ou pituiteux, du mot de pituite, imaginé par les anciens, et respectable pour les modernes. Le propre de la matière muqueuse, quand les parties où elle s'est épanchée n'ont pas la force de s'en débarrasser, est de les coller entr'elles, et de les convertir, ainsi que leur tissu cellulaire, en une substance dure et cartilagineuse; elle est assez semblable au blanc d'œuf cuit, ou à une cicatrice. Ces parties collées conservent quelquefois leur volume ordinaire; mais d'autres fois elles en acquièrent un plus grand. J'ai vu un pied ainsi durci et tuméfié, sans douleur, à la suite d'une petite vérole. Pareil accident arriva à une jambe après une saignée du pied. La matière de ces gonflemens est le suc nourricier qui a souffert peu de changement. Sa congestion et sa détention dans une partie sont dues à la fausse direction que prennent les mouvemens des organes, et qui est connue communément sous le nom d'erreur de lieu.

Observ. LXXXVIe. Au flux pituiteux appartiennent incontestablement certaines tumeurs des articulations. Dans un homme âgé de 36 ans, et affligé d'une douleur rhumatismale au bras, il se forma à l'articulation du coude une congestion abondante de pituite, qui le délivra de sa douleur, en lui ôtant l'usage du bras; l'articulation étoit dure et tendue, sans douleur ni boursissure. Après l'usage de beaucoup de remèdes qui n'avoient fait qu'aigrir le mal, celui des douches de Barèges, précédées des bains tempérés, procura la résolution entière de la tumeur, et rendit au bras son mouvement.

Observ. LXXXVIIe. Un autre sujet fut atteint de la même maladie, après une douleur de sciatique; la cuisse et la jambe paroissoient flotter dans l'humeur : les douches de Barèges firent reprendre à cette humeur son cours ordinaire.

T. LXXXII. L'observation m'a démontré que ces congestions étoient muqueuses; car ayant vu ouvrir une articulation du genou qui n'auroit pas dû l'être, il en sortit une matière glutineuse, semblable au blanc d'œuf. Telle est l'origine de l'anchylose; la matière qui la produit est le vrai suc nourricier qui, en s'épaississant peu à peu, occasionne la soudure des os. L'histoire de ces flux fournit l'explication de bien des maladies: quand ils se dirigent vers des parties qui sont pourvues d'excrétoires, il se fait des évacuations critiques, ou symptomatiques, d'une matière, soit séreuse, soit pituiteuse, ou de l'une et l'autre tout ensemble. C'est là la cause des écoulemens sans nombre qui se font par les yeux, la bouche, le nez et les oreilles : c'est celle des sueurs des aisselles et des pieds, des catarres intérieurs, et des vomissemeus, et des diarrhées qu'éprouvent les asthmatiques, à raison de la foiblesse de leurs poumons, qui les rend sujets à des congestions pituiteuses : le flux hémorroïdal muqueux, les fleurs blanches, etc. viennent de la même source. Dans toutes les maladies, le suc nourricier qui se trouve mêlé avec plus ou moins de sérosité, se porte vers les endroits libres, non pas de lui-même, ou par une faculté qui lui soit propre, mais parce qu'il y est déterminé par le mouvement oscillatoire, dont l'ordre naturel est dérangé. Quand quelque cause vient à supprimer tout à coup ces flux, il en naît souvent des accidens très-graves. Il y a donc en eux une espèce d'ordre établi que règle l'âge, le tempérament, et plus encore la première maladie, dont les flux doivent être regardés comme un effort critique, ou symptomatique.

Observ. LXXXVIIIe. Un homme éprouvoit tous les jours un vomissement de matière glutineuse : il fut guéri par les eaux chaudes en boisson. Celles de Bagnères, de la fontaine Dupré, guérirent un crachement abondant, causé par une affection catarrale, ou flux de gorge pituiteux. Une femme qui éprouvoit un serrement extraordinaire, avec des douleurs très-vives dans la région de l'estomac, fut guérie par des selles copieuses que procura la boisson des eaux de Barèges. J'ai souvent vu ces eaux produire le même effet; elles ont sur-tout la propriété, données en lavement, de débarrasser le ventre des glaires qui s'y amassent. J'ai guéri avec ces mêmes eaux une diarrhée glutineuse, qui avoit plus de vingt jours de date, et qu'un vomissement pituiteux accompagnoit quelquefois. Cette espèce de vomissement pituiteux n'est pas rare dans les pâles couleurs; il est quelquefois très-abondant, et arrive même après le repas; la matière qui le produit sort de l'œsophage, ou de la gorge; l'estomac n'y a aucune part. Je l'ai souvent vu céder à l'usage de nos eaux.

OBSERV. LXXXIXe. Les eaux de Bagnères, de la fontaine de Salies, guérirent un flux de bouche opiniâtre; et celles de la source la Reine un diabètes. Un homme sujet à des sueurs fréquentes qui l'affoiblissoient beaucoup, quoique d'ailleurs ses fonctions se fissent bien, fut guéri par les eaux chaudes en bain et en boisson. Ces mêmes eaux firent disparoître dans une fille âgée de 14 ans, exténuée et fort foible, des fleurs blanches, et des douleurs dans le dos et dans l'épigastre, en excitant l'écoulement de ses règles. Une femme de 44 ans, fort affligée par les fleurs blanches, reçut un grand soulagement des eaux de Cauterès, qui guérirent aussi de la même maladie plusieurs autres personnes de l'observation 38e. Les eaux chaudes de Barèges en boisson, et les bains et demi-bains de ses eaux tempérées, guérirent, dans une femme d'un tempérament fort chaud, des fleurs blanches qui couloient depuis six mois sans relâche, avec une suppression entière du flux menstruel. A ces symptômes, se joignoient la fièvre, la maigreur, la foiblesse, et un grand dérangement dans les fonctions de l'estomac. Dès les premiers jours du traitement, les fleurs blanches furent beaucoup plus abondantes qu'elles ne l'étoient auparavant : ce qui me donna lieu d'attendre une fièvre critique, laquelle parut effectivement avec une légère sueur. Cette fièvre fut de courte durée, et l'estomac ne tarda pas à recouvrer ses fonctions. Enfin, les règles coulèrent vers le 40e jour, et la malade se retira bien guérie. Une autre femme qui étoit sujette à des fleurs blanches depuis deux ans, fut guérie par les eaux de Bagnères, de la fontaine Lasserre.

T. LXXXIII. L'on pourroit douter si les fleurs

blanches opiniâtres émanent de petits ulcères de la matrice; car il est souvent fort difficile de distinguer les excrétions pituiteuses d'avec le pus, quant à leur couleur, et quant aux phénomènes qui les accompagnent. Mais je ne vois pas pourquoi certains auteurs confondent les fleurs blanches avec la gonorrhée virulente : la matière des fleurs blanches paroît être un mélange de sucs aqueux et pituiteux, et le produit du travail de tous le corps, comme on peut le juger par les douleurs, les lassitudes spontanées, la foiblesse, la maigreur, et les grands dérangemens de l'estomac qui accompagnent ce flux, dont Baillou rapporte la qualité gélatineuse à la dissolution des parties.

Observ. XC[e]. La vessie est sujette à de fréquens flux pituiteux. Un vieillard affligé d'une strangurie, fruit de la débauche de ses jeunes ans, et dont les accès se terminoient par l'évacuation d'une matière albumineuse, trouvoit son soulagement dans la boisson et dans les bains tempérés des eaux de Barèges. Il y a long-temps que les eaux de Bagnères, de la fontaine Salut, ont été employées avec succès dans la strangurie et la dysurie. Aujourd'hui l'on est assuré par l'expérience, que toutes nos eaux guérissent souvent les diverses affections de la vessie, et des parties environnantes, ou que du moins elles les diminuent beaucoup.

T. LXXXIV. Il n'est pas rare dans les maladies aiguës et chroniques, de voir sortir dans le temps de la crise une grande quantité de suc muqueux avec les urines. Si on le sépare de l'urine, il ressemble à du blanc d'œuf, et par sa consistance, et par la propriété qu'il a de s'épaissir au feu. J'ai eu occasion d'en donner à un chien; il le mangea avidement, comme si son instinct y eût reconnu la matière d'une vraie nourriture. Cette matière est donc le suc nourricier qui a subi peu de changement. Je l'ai vu abonder chez certains valétudinaires, et reparoître dans toutes leurs excrétions. Quoique dans ces personnes l'estomac fasse assez bien ses fonctions, cependant l'état de serrement et de sécheresse dans lequel se trouve leur tissu cellulaire, rend la circulation et l'application de la substance nourricière impossibles. De là vient qu'ils tombent si vîte dans une maigreur extrême, et que le sang qu'on leur tire dans l'accès de la fièvre, ne laisse presque point voir de couenne, ou pellicule muqueuse, attendu que la pléthore de suc nourricier, refluant dans le sang, manque.

T. LXXXV. C'est une chose très-connue et de conviction certaine, que les humeurs de toute espèce peuvent, en croupissant, s'épaissir et s'altérer dans le corps vivant. Il n'est pas également certain que celles qui s'évacuent des diverses parties, y fussent tenues en dépôt; car en accordant que les humeurs contenues dans les glandes de la vessie, des narines, des poumons, etc., peuvent, par leur séjour, se dépouiller de leur sérosité, cette cause ne suffiroit pas pour opérer les excrétions subites qui se font de ces parties, et pour les rendre aussi abondantes qu'elles sont. En un mot, il est difficile de croire qu'une grande quantité de matière muqueuse, qui sort pendant plusieurs jours de la vessie, de la matrice, ou de l'anus, fût contenue dans ces organes ; il faut donc qu'elle y soit amenée par une cause particulière, et il n'est pas vrai que le séjour l'ait produite. Elle arrive dans les parties par manière de fluxion.

T. LXXXVI. Comme les parotides et les autres organes excrétoires ont chacun leur faculté érectoire, en vertu de laquelle ils exécutent leurs fonctions et attirent à eux le courant des humeurs, de même chaque partie devient apte et sujette au flux pituiteux, de quelque manière que la chose arrive. Cette aptitude des parties naît sur-tout du penchant qu'affectent vers elles les oscillations de tout le corps : c'est pourquoi les flux pituiteux de l'anus, de la vessie, de la matrice, des poumons, des narines dépendent souvent d'une maladie qui affecte sourdement tous les organes : de plus les personnes sujettes à ces flux sont maigres, et elles éprouvent presque toujours quelque indisposition, à raison du vice qui est constitué dans quelque organe principal; car plus certaines parties sont abreuvées de mucus, dit Baillou, plus on est maigre et languissant. De là vient qu'une affection chronique du foie est souvent accompagnée de flux muqueux qui prennent leur cours par le gosier ou par les hémorroïdes. C'est aussi pour la même raison, que ceux qui ont des tubercules au poumon, éprouvent fréquemment des écoulemens du nez séreux ou pituiteux; l'estomac sur-tout est affecté dans toutes ces maladies, à cause du vice de serrement qui règne intérieurement, et qui produit ou entretient toujours le relâchement dans quelque organe excrétoire.

T. LXXXVII. Quant aux voies de transport de ces flux, ceux qui sont purement séreux peuvent prendre leur cours au travers des lames du tissu cellulaire. C'est ce que prouve, entr'autres choses, la manœuvre des bouchers, qui, par le moyen d'un soufflet, répandent l'air dans toutes les parties des animaux qu'ils tuent. Il y a quelque temps qu'à Montpellier, des libertins ayant trouvé un soldat ivre, qui dormoit profondément, lui firent une ouverture à la jambe, par laquelle ils le soufflèrent à la manière d'un animal mort, et le firent enfler prodigieusement. Le soldat s'étant bientôt éveillé, eut assez d'avisement et de courage pour se faire lui-même avec un couteau plusieurs incisions qui dissipèrent promptement son emphysème, et lui rendirent la santé. Mais puisque l'air pénètre ainsi le tissu muqueux, à plus forte raison la sérosité, la matière de la transpiration, etc. doivent-elles le pénétrer. On ne disconviendra pas que le suc pituiteux ne puisse parcourir les cellules du tissu muqueux, si l'on fait bien attention à la ténuité de ce suc, à celle qu'il doit avoir, par exemple, pour produire les croutes qu'on trouve sur la surface extérieure des poumons, ou des autres organes, dans des personnes mortes d'inflammation. La tendance que prennent les humeurs dans ces divers cas, dépend de la fièvre ou de quelque maladie particulière, qui en dirige les mouvemens. Consultez sur ces flux, l'ouvrage de Charles Pison, qui est un livre d'or pour la pratique.

Observ. XCIe. J'ai vu souvent les bains des eaux chaudes, ceux de Barèges et Cauterès, appaiser sur le champ des douleurs cruelles des lombes, des épaules, des dents, etc.: les bains et les douches dissipent presque toujours ces maux sans retour. J'en ai vu aussi beaucoup céder promptement à l'usage d'une tuile, ou d'un sachet, composé de millet, d'avoine, appliqués chaudement sur les parties souffrantes.

T. LXXXVIII. Le vrai caractère de la douleur paroît si difficile à saisir, et avoir été si mal défini, que rien n'est moins bien connu. En la considérant du côté matériel, n'étant pas de notre ressort de l'examiner dans les rapports qu'elle a avec notre ame, il faut bien prendre garde de trop inculper le déchirement des fibres, qui peut, à la vérité, quelquefois avoir lieu. La vie des organes consiste dans la sensibilité de leurs fibres, à laquelle se trouve nécessairement jointe la mobilité. Il y a ceci de remarquable, que la sensibilité semble pouvoir, ainsi que la mobilité, se diriger toute vers une seule partie, et s'y accumuler : ce qui feroit penser que la douleur est une sensation vive et prompte, dépendante de la sensibilité concentrée dans une partie, sans mesure, et aux dépens des autres parties; car il est certain qu'on n'éprouve jamais deux sensations à la fois, sur-tout deux sensations vives; au contraire, certain accord régnant dans l'action des parties, ou dans leur sensibilité concentrée, fonderoit le sentiment du plaisir, lequel se changeroit en douleur, en proportion du dérangement de ce concert déterminé. Quelquefois la force sensitive diminue et s'engourdit, ou reste ensevelie pour reparoître ensuite; elle a des retours périodiques et une marche réglée, comme on le voit dans l'enfantement, les rhumatismes, la goutte, la colique et la néphrétique. On observe aussi que ces affections finissent par une attaque de douleur plus forte, comme par une crise de douleur. Il reste encore à expliquer pourquoi la douleur n'accompagne pas constamment sa cause, par exemple, la présence du calcul dans les reins. Cependant les nerfs dont sont pourvus ces organes, doivent les rendre sujets à telle ou telle impression de la part des corps irritans : par conséquent il n'est pas raisonnable de vouloir juger de la sensibilité des parties, seulement par l'effet qu'y produisent des irritations mécaniques; car il y en a de sensibles sur lesquelles une piqûre ne produit ni irritation, ni douleur. Comme chaque partie sent à sa manière, elle doit avoir un genre de plaisir et de douleur particulier, qu'on ne parviendra jamais à connoître ou évaluer par des irritations mécaniques. Il y a plus, tout le monde sait qu'après l'amputation d'un membre affecté de douleur, on éprouve, ou l'on croit éprouver cette douleur au même endroit. Il existe donc dans le cerveau, à l'origine commune des nerfs, ou ailleurs, un principe de ces affections spécieuses. J'ai vu, entr'autres exemples d'amputation, celui d'un homme atteint de douleurs rhumatismales à un pied; l'amputation du pied étant devenue nécessaire, cet homme se plaignit des mêmes douleurs qu'auparavant. Il résulte de ces sortes de faits, que le principe de la douleur peut exister ailleurs que dans la partie qui souffre. Au reste, tout ainsi que la chaleur artificielle et l'application des ventouses calment souvent les douleurs subitement, nos eaux y produisent aussi des changemens salutaires, sur lesquels nous ne nous étendrons pas davantage quant à présent.

Observ. XCIIe. Occupons-nous actuellement de l'amaigrissement des parties, du marasme, qui est la quatrième espèce de maladie simple. Dans une femme dont l'articulation supérieure de l'humérus s'étoit luxée, le bras s'amaigrit considérablement, les tendons se desséchèrent et se raccourcirent, et les doigts devinrent crochus : les douches de Barèges, quelques-uns de ses bains tempérés, et ses eaux en boisson, rendirent à la partie son mouvement et son premier état. Un homme mélancolique et atteint du marasme à la cuisse, à la suite d'un rhumatisme opiniâtre, fut guéri par les eaux de Barèges, qui furent employées suivant la méthode ordinaire, pendant trois ans. Un fort long usage des mêmes eaux, en douches et en bains, guérit deux femmes, dont l'une avoit les extrémités inférieures exténuées, et les jambes retirées jusqu'aux fesses ; l'autre étoit attaquée d'un pareil amaigrissement à la jambe droite, et d'une tumeur lymphatique au haut de la cuisse. Les eaux Bonnes et les autres ont souvent guéri des marasmes des pieds, des mains et des doigts, provenant, soit de l'esprit de vin dans le traitement des luxations, soit de la piqûre des tendons, ou de cause interne, après la destruction de la maladie première.

T. LXXXIX. Il est plus que probable que la mauvaise disposition des nerfs d'une partie contribue beaucoup à son amaigrissement. On ne peut pas douter que ces nerfs ne soient en quelque sorte paralysés, attendu que les membres affectés s'affoiblissent par degrés, et diminuent de volume en même proportion. A quelle autre cause pourroit-on rapporter ces accidens qui arrivent dans le marasme, sur-tout quand il vient de cause interne? Il faut se rappeler ici ce que j'ai dit sur les causes des flux et de la douleur. Quand ces causes agissent dans une partie avec un certain degré d'intensité, le tissu cellulaire se déprave au point qu'il ne peut plus se prêter à aucun effort critique; il bride le mouvement des nerfs et des artères, et empêche ainsi la partie lésée de prendre nourriture. Il y a par conséquent dans le marasme un serrement particulier qui gêne le mouvement des fibres et des organes, puisque ces parties, au lieu de s'étendre et de se développer, se rapetissent et se dessèchent. Ce serrement est quelquefois le produit d'une fausse crise; et dans ce cas, il s'établit promptement : mais ordinairement il est lent à se former, soit qu'il vienne de cause interne, soit de cause externe, comme j'ai eu occasion de l'observer dans six sujets. Le desséchement dont la cause étoit la piqûre des tendons, commençoit par l'extrémité des doigts, d'où il s'étendoit à leur racine.

T. XC. Le desséchement, la douleur, et les flux œdémateux, pituiteux ou variqueux, plus ou moins compliqués entr'eux, ou avec le spasme, et accompagnés d'inflammation ou des accidens de l'inflammation, fournissent la source de toutes les maladies idiopathiques. On peut rapporter à ce genre de maladies tout ce qu'on a écrit sur les obstructions et les tumeurs. Il paroît que ces mots d'obstructions et de tumeurs, sont encore vagues et indéterminés. Toute tumeur est variqueuse, œdémateuse, ou calleuse. Quel caractère pourra donc avoir en particulier l'obstruction? L'obstruction, qu'on doit bien distinguer de la pléthore des vaisseaux, présente l'idée d'un conduit bouché par un corps solide, ou par un liquide endurci. Telle est l'obstruction calculeuse des uretères, du canal cholédoque, etc.; mais on ne sauroit légitimement mettre dans cette classe les œdèmes, l'inflammation, ni les flux pituiteux. Il n'est pas croyable non plus que les humeurs puissent, par le seul changement de leur figure sphérique, occasionner une obstruction; il faut qu'elles se pétrifient pour la produire; et cet accident, qui arrive quelquefois, est trop rare pour en faire, comme on fait, un cas de pratique ordinaire, qui peut fort souvent induire en erreur.

Observ. XCIIIe. L'ordre veut que nous parlions maintenant des principaux accidens par lesquels les maladies idiopathiques se terminent. Commençons par les ulcères. Les eaux Bonnes, et celles de Barèges, ont de tout temps été regardées comme spécifiques pour la guérison de ces affections. J'en ai vu de toute espèce, et dans toutes les parties, invétérées ou récentes, céder à leur usage. Quand donc les ulcères ne sont pas entretenus par une cause interne indestructible, la manière ordinaire d'y appliquer nos eaux, est en lotion, en douches, en bain, et en boisson.

Observ. XCIVe. Un paysan qui éprouvoit un grand dérangement dans les entrailles, en fut délivré par une abondante éruption de varices à la jambe, où il se forma depuis un ulcère qui résistoit à tous les remèdes ordinaires; la jambe grossissoit de plus en plus, et étoit parfois douloureuse : l'usage des eaux Bonnes, tant intérieur qu'extérieur, guérit radicalement l'ulcère dans l'espace de deux étés, et remit la jambe dans son état naturel.

Observ. XCVe. Un Espagnol qui avoit les jambes fort enflées, et couvertes de vieux ulcères, dont on comptoit vingt-quatre à une seule jambe, fut guéri dans soixante jours par les eaux de Barèges, auxquelles il eut recours, après avoir fait inutilement usage de beaucoup d'autres remèdes.

T. XCI. Mais comment nos eaux procurent-elles la formation des cicatrices ? Une cicatrice ressemble parfaitement aux callosités que laissent après elles les tumeurs mal résoutes, et qui ressemblent elles-mêmes à la couenne qu'on aperçoit dans le sang des pleurétiques, quand il est reposé. La cicatrice diminue chaque jour de volume, jusqu'à ce qu'elle ait acquis la dureté d'un ligament; lorsqu'elle est de bonne espèce, on voit paroître, quand elle se forme, de petits grains charnus qui grossissent à la manière des stalactites ; le suc nourricier qui en est la matière s'étend dans les interstices de la partie affectée, et s'étend assez souvent jusqu'aux os. On peut nommer force cicatrisante, l'action qui fait aborder le suc nourricier dans cette partie, et qui l'y fait s'agglutiner. Or nos eaux Bonnes et de Barèges suscitent merveilleusement cette action, attendu qu'elles augmentent le ton du tissu cellulaire, ainsi qu'il est démontré par la maigreur qu'elles occasionnent dans ceux qui en font usage. Elles empêchent donc le suc nourricier de se distribuer comme à l'ordinaire ; et il y a assez sujet de croire qu'elles le font refluer du tissu cellulaire dans le lit des humeurs : car j'ai remarqué que le sang de quelqu'un qui avoit employé les douches tièdes pendant deux cents jours, ressembloit entièrement à celui des pleurétiques, c'est-à-dire qu'il abondoit en suc nourricier. Mais comme l'irritation et l'inflammation qui accompagnent la blessure d'une partie, y déterminent l'effort d'action et le courant des humeurs, la lymphe nourricière doit y aborder en plus grande quantité que de coutume. Or les eaux de Barèges et Bonnes, dont nous parlons, excitent une petite fièvre, et favorisent la crise qui doit la terminer. L'effet de cette crise, c'est la congestion du suc nourricier dans la partie affectée, c'est la formation de la cicatrice ; d'ailleurs il est évident que cette congestion doit se rapporter au flux pituiteux. Le travail d'une cicatrice présente trois temps distincts : dans le premier, le tissu cellulaire reçoit l'action capable de faire refluer le suc nourricier dans la masse du sang ; dans le second, il s'établit une louable suppuration qui détruit les callosités vicieuses, ou qui les fait tomber en manière d'escarres. Le troisième temps enfin est celui où se forme la cicatrice, en vertu tant de la préparation et de l'influx du suc nourricier, que de son application. On aperçoit maintenant la raison de la maigreur qui accompagne la formation des grandes cicatrices, comme elle est celle d'un membre amputé. Au reste, qu'est-ce qui rend souvent funeste la plus petite quantité d'alimens solides qu'on prend pendant la fièvre de cicatrisation, au point qu'elle cause quelquefois une mort assez prompte? C'est le désordre que met dans le mécanisme excrétoire le travail de la digestion. Quiconque a une notion exacte de la fièvre en général, voit la solution de bien d'autres phénomènes qui appartiennent à la fièvre de cicatrisation; il faut se garder de l'exciter à contre-temps, de la croiser lorsqu'elle est établie.

OBSERV. XCVIe. Un ouvrier qui avoit avalé une pointe de fer, crut l'avoir rendue par les selles; mais deux ans après, le bord de l'anus enfla et devint calleux. Par l'usage des eaux Bonnes en boisson, en injection et en bains, la suppuration s'établit vers le quatrième jour, ensuite le corps étranger sortit, et il se fit une bonne cicatrice. Un particulier fut bien guéri d'une fistule à l'anus, fort compliquée, par les douches et la boisson des eaux de Barèges. Voyez à ce sujet les observations publiées par mon père (*Dissertations sur les eaux Bonnes*); elles prouvent manifestement que nos eaux peuvent dispenser de l'opération dans certains cas de fistules à l'anus; mais ces cas restent encore à déterminer.

Observ. XCVII. Il y a des callosités dont nos eaux procurent la résolution ; mais un grand nombre résiste à leur action. Une tumeur au col, dans un enfant, venue à la suite de la petite vérole, fut guérie par les eaux de Barèges. Ces eaux diminuèrent une autre tumeur à la fesse, que la suppression des règles avoit occasionnée ; l'écorce de la tumeur se résolvoit, mais le noyau restoit toujours le même. J'ai fort souvent guéri avec ces mêmes eaux, employées de diverses manières, des engorgemens lymphatiques dans les glandes du col, les parotides, les glandes des aisselles, et de celles des mamelles.

T. XCII. Décrivons les caractères de la résolution, afin de distinguer, autant qu'il se peut, les tumeurs qui peuvent se résoudre, de celles qui sont *irrésolubles*, et qui ne sont pas en petit nombre. Une tumeur qui est sur le point de se résoudre, acquiert ordinairement plus de volume ; elle se gonfle et se durcit au point d'effrayer les personnes peu expérimentées. Il s'élève toujours une fièvre (au moins) locale, qui sert à remettre en mouvement les humeurs que la tumeur retient en dépôt, et à redonner aux fibres leur ton et leur action. C'est ce qui arrive sur-tout dans un œdème, et dans tout empâtement léger. Cependant il seroit difficile de dire comment les solides peuvent, dans tous les cas possibles, recouvrer leur ton, à moins d'admettre que la fibre a absolument, dans tous les âges, la force intrinsèque, et une disposition égale au mouvement, et que les différences respectives qu'on y remarque dépendent entièrement du tissu cellulaire. Ainsi dans les enfans ce tissu étant encore gélatineux et gluant, embarrasse et amollit leurs fibres; il les roidit au contraire chez les vieillards, à cause de sa sécheresse; et enfin dans le moyen âge où le tissu cellulaire offre moins d'obstacles, les fibres jouissent de toute la vigueur dont elles sont capables. Or l'œdème produit sur les organes le même effet que la mollesse produit chez les enfans, et les callosités présentent les mêmes difficultés que la sécheresse dans les vieillards. La résolution doit donc se faire plus aisément chez les premiers dans un œdème, et plus encore dans une pléthore des vaisseaux qui les distend au-delà de leur ton naturel. La première attention doit être d'évacuer le superflu des humeurs, et ensuite de faire aborder le suc nourricier dans la partie pour la réparer et la fortifier. Il ne s'opère jamais de résolution la plus parfaite possible, qui ne soit précédée d'une sorte d'inflammation de la partie affectée, et il n'est guères de tumeur résoute qui ne laisse après elle quelque callosité; de manière qu'une partie qui a été enflammée, ne reprend jamais parfaitement son état sain. C'est là la cause de la récidive de beaucoup de maladies. Quand une tumeur est pituiteuse ou calleuse, il est très-difficile, pour ne pas dire impossible, de la résoudre; mais elle suppure bien ou mal : or il n'est pas rare que les eaux de Barèges favorisent cette suppuration. Enfin la résolution et la suppuration peuvent quelquefois se suppléer l'une par l'autre. Je ne dois pas oublier de dire que nos eaux diminuent pourtant un peu certaines callosités, et que certaines cicatrices s'exténuent et se dessèchent par leur usage. C'est ainsi qu'on voit des cicatrices, qui par leur volume causoient des compressions sur les nerfs, diminuer par les eaux de Barèges. Peut-être que la résolution est due en partie à l'abord du nouveau suc nourricier qui (comme un métal fondu en fond un autre qui est solide) rend fluide celui qui est concret, et le met en état d'obéir au mouvement des organes, pour être ensuite évacué par tels ou tels excrétoires. C'est donc à favoriser la séparation de la matière des callosités et son évacuation, que consiste la vertu résolutive d'un remède. Or les eaux de Barèges et les Bonnes produisent souvent ces effets.

Observ. XCVIII^e^. Nos eaux procurent souvent l'expulsion des corps étrangers cachés dans le tissu des chairs : le mécanisme de leur action est ici le même que dans la résolution et dans la suppuration. L'observation 96e démontre cette propriété dans les eaux Bonnes; et une infinité de faits se réunissent pour la constater dans celles de Barèges. On a vu effectivement à Barèges quantité de balles de plomb et de morceaux de vêtemens que des militaires, blessés en combattant pour leur patrie, y ont laissés, et qui sont autant de monumens de leur valeur et de la vertu des eaux. Un de ces braves fut atteint à la joue par une balle de plomb; la plaie fut fermée sans qu'on fît attention au corps étranger. Le malade ayant depuis essuyé des saignemens de nez considérables, vint à Barèges pour y remédier. Les eaux procurèrent d'abord une grande évacuation de sang par le nez, et ensuite la sortie de la balle, qui s'étoit vraisemblablement logée dans quelque sinus; et le blessé fut ainsi parfaitement guéri. Un autre reçut au côté droit de la poitrine, une balle qui atteignit seulement les muscles, sans endommager la cavité de la poitrine, ni les côtes. On voyoit deux plaies, l'une antérieurement, et l'autre postérieurement; l'une et l'autre étoient tout-à-fait cicatrisées, lorsqu'il survint des espèces de douleurs rhumatismales dans tout le côté blessé. Les douches et les bains de Barèges r'ouvrirent l'une des cicatrices, et en firent sortir la balle; ce qui rendit la santé au malade. Une jeune fille vint à Barèges pour s'y faire guérir d'un ulcère placé au côté droit de la poitrine, et que l'on croyoit avoir carié les côtes : les eaux tirèrent de l'ulcère une aiguille de fer, et rendirent ainsi la santé à cette fille. Un homme tomba par terre, et se fit, près des lèvres, une plaie qu'aucun remède ne pouvoit cicatriser : il fut guéri par les eaux de Barèges, qui firent sortir un morceau de bois de la plaie. Il y a une foule d'autres exemples de cette espèce, qui sont très-connus sur les lieux.

T. XCIII. Les eaux de Barèges et les Bonnes excitent un mouvement fébrile; elles font en outre couler les humeurs en abondance vers la partie affectée. Peut-être que ces humeurs ont la faculté de fondre les cicatrices, comme on l'a dit ci-dessus. Une vieille cicatrice sera donc forcée de se r'ouvrir pour faire place à la nouvelle, qui remplira tout le vide que la première aura laissé. Cependant toute fièvre n'est pas propre à r'ouvrir les cicatrices : j'en ai vu qui avoient résisté à l'action du mercure, et que nos eaux ont r'ouvertes. Nos eaux ont donc quelque chose de particulier, qui manque à la fièvre spontanée et à celle que donne l'usage du mercure; c'est-à-dire qu'elles font aborder le suc nourricier dans la partie affectée, pour former la cicatrice à l'aide de ce flux muqueux ou pituiteux. Certaines callosités, des squilles d'os, des tumeurs même sont détruites et emportées, ou disposées à l'être par la vertu de nos eaux. Malgré tous ces bons effets qu'elles produisent, elles ne laissent pas d'être quelquefois pernicieuses, par exemple, dans le cancer.

Observ. XCIXe. Les eaux de Barèges ont guéri, 1° trois fistules placées à la partie supérieure de l'épaule; elles avoient été causées par une balle d'arquebuse, qui avoit traversé la clavicule, et brisé l'omoplate; 2° quatre autres fistules au genou, provenant d'un abcès formé à la suite d'un rhumatisme; 3° deux trous, l'un à la partie du bas-ventre, l'autre à la fesse, qui pénétroit jusqu'à l'os. J'ai vu également un ulcère fistuleux aux testicules, guéri par les eaux Bonnes. Celles de Barèges en guérirent deux autres semblables, ainsi que des fistules du pied, venues à la suite d'une luxation. J'ai encore vu des tumeurs à l'articulation de l'épaule, suppurer et guérir par les eaux Bonnes.

Observ. Ce. Parlons à présent des maladies des os. Un homme du commun, qui avoit vécu sagement, fut, vers l'âge de 30 ans, attaqué de douleurs cruelles dans les bras et dans les jambes; il s'éleva sur celles-ci une tumeur qui s'enflamma et suppura par l'usage des eaux de Barèges : il en sortit une squille d'os, et le malade fut guéri dans l'espace de soixante jours. Plusieurs personnes affectées de carie, à la suite de quelque maladie, un genou cassé par une balle, une cuisse cariée après une petite vérole, furent guéris par les eaux de Barèges; et une carie des os innominés le fut par les eaux Bonnes. Les premières guérirent aussi une carie des vertèbres des lombes, et plusieurs qui occupoient les côtes. Une carie du sternum fut emportée par les eaux Bonnes; d'autres caries de la clavicule, de l'omoplate et de l'humérus, qui étoient les suites de la petite vérole, ou de quelque fracture, cédèrent à l'usage des eaux de Barèges : les Bonnes guérirent la même affection dans une phalange du pied et de la main; et l'une et l'autre dissipèrent une carie de l'os ethmoïde et plusieurs autres caries du menton, des orbites, des oreilles et de tous les autres os, sans en excepter les cartilages du larynx, ceux de la trachée-artère et le coccix, car nous avons vu tous ces cas.

Observ. CI^e. Ici viennent se ranger les fistules lacrymales : le succès que j'y ai obtenu par les eaux de Barèges, employées en injections et en douches, ne confirme pas peu la méthode des modernes dans le traitement de ces sortes d'affections. J'ai vu guérir par les eaux Bonnes une de ces fistules où le sac nasal étoit dilaté, et où le pus sortoit par le grand angle de l'angle. Le seul usage des eaux en douches procura l'ouverture du canal nasal.

T. XCIV. Il est certain que la matière des

divers flux aqueux, pituiteux, œdémateux et autres, peut pénétrer la substance même des os: plusieurs praticiens veulent attribuer à des sels acides, leur ramollissement et leur dissolution. Ces accidens peuvent s'expliquer par ce que nous avons dit ailleurs sur les divers flux dont les os sont susceptibles, comme les chairs. La réparation des os est due à un courant de matière nourricière, ainsi que leur soudure, qui n'est qu'un amas de ce suc nourricier. La sérosité qui abonde chez les enfans, et qui les rend les plus sujets aux maladies des os, pourroit faire regarder leur âge comme le printemps des os, et la vieillesse comme leur hiver. Dans un os qu'on a amputé, la suppuration qui survient aux chairs, y produit des changemens; le suc nourricier le ramollit et en procure la cicatrisation. Ces effets ne dépendent donc pas nécessairement de la présence d'un acide. L'on pourroit peut-être, d'après ces fondemens, expliquer certains phénomènes rares qui appartiennent aux affections des os. Il est du moins vrai que le périoste, qui est une membrane particulière et comme musculeuse, peut, à raison des altérations qu'il éprouve, empêcher leur nutrition, ou la troubler. N'en pourroit-on pas également déduire une méthode de traiter le ramollissement des os, qui ne seroit compliqué ni avec carie ni avec plaie?

Observ. CIIe. Nous pouvons maintenant parcourir sans peine les maladies idiopathiques des différens viscères, dépendantes des causes précédentes. Une hémorragie de la matrice, des douleurs et des mouvemens convulsifs, causés par une tumeur dure et indolente de cet organe, furent calmés par les bains et les injections des eaux de Barèges. Les eaux Bonnes guérirent un ulcère du même organe, qui étoit un accident de l'enfantement. Les premières guérirent aussi un ulcère qui s'étoit fait jour au travers des muscles du bas-ventre ; de manière que l'eau qu'on injectoit dans le vagin, sortoit par cette ouverture, *et vice versâ.*

Observ. CIIIe. Une plaie fistuleuse du pubis, occasionnée par une balle de plomb, plaie qui pénétroit dans la vessie, et par laquelle l'urine s'écouloit, fut guérie par les eaux de Barèges. Un homme attaqué d'une affection des reins, rendit, après que les signes de la suppuration eurent paru, des urines mêlées de pus : il recouvra sa santé par le moyen des eaux Bonnes.

Observ. CIVe. Une femme affligée d'une dysenterie et d'un ulcère dans les intestins, souffroit des douleurs si vives chaque fois qu'elle alloit à la selle, qu'elle poussoit des cris affreux ; les matières qu'elle rendoit étoient sanguinolentes, purulentes ; la malade étoit consumée par le marasme et par la fièvre, et elle étoit regardée comme sans ressource, attendu l'inefficacité de tous les remèdes qu'elle avoit pris. Quatre jours d'usage des eaux Bonnes, en boisson et en lavemens, calmèrent la diarrhée et les douleurs, et la malade ne tarda pas à se rétablir. Un homme atteint de la même maladie, contre laquelle il avoit inutilement employé, pendant huit mois, divers remèdes, et une femme qui, peu de temps après ses couches, rendoit le pus par le fondement, furent guéris par les eaux Bonnes. Nombre d'exemples démontrent la même efficacité dans les eaux de Barèges, contre les ulcères des intestins.

Observ. CV^e. J'ai vu des jeunes gens attaqués de gonflemens glanduleux au mésentère, être fort soulagés par les eaux de Cauterès. Pareils effets ont été opérés par celles de Bagnères, de la fontaine Salut. Un enfant exténué par le marasme, et sujet à une fièvre quotidienne, qui souvent commençoit par des frissons, et à un flux cœliaque, fut guéri par les eaux Bonnes. On rapporte que celles de Bagnères, de la source nommée le Petit-Bain, furent salutaires dans un pareil flux. Au reste, les tumeurs du mésentère approchent de bien près des affections scrophuleuses, et rappellent cette maladie pour laquelle nous avons fait connoître l'efficacité de nos eaux, lorsqu'elle n'est pas à un certain degré (*Dissert. sur les écrouelles.*)

Observ. CVI^e. Un enfant et un adulte furent guéris d'un gonflement de la rate, par les eaux chaudes, et les bains tempérés de Barèges. J'ai vu de pareilles tumeurs, dures et indolentes, être considérablement diminuées par l'usage des mêmes eaux en boisson et en bain; elles diminuèrent aussi un gonflement du foie dans un hypocondriaque. La plénitude ou pléthore des vaisseaux, se guérit bien souvent par nos différentes sources. J'ai vu résoute par les eaux de Cauterès, une tumeur des hypocondres, qui paroissoit gêner les mouvemens du foie et de la rate. Ces tumeurs dépendoient-elles du colon? Il est certain que les gonflemens de cet intestin imitent ceux du foie et de la rate, et qu'ils peuvent en imposer à ceux qui n'y prennent pas garde. Enfin, j'ai vu une tumeur de la vésicule du fiel, portée en dehors, être emportée par les eaux de Bagnères.

Observ. CVII^e. Un homme qui étoit très-robuste, tomba, après des exercices immodérés du corps et de l'esprit, dans une maigreur et une foiblesse fort grandes, avec fièvre; sa jambe droite s'enfla, et il y survint un érysipèle qui disparoissoit de temps en temps. L'on voyoit encore une tumeur qui, du foie, s'étendoit sur toute la région du ventre inférieur, et que d'habiles gens estimèrent être commune au foie et à l'épiploon; les forces et l'appétit diminuoient chaque jour, et aucun remède d'usage ordinaire n'avoit soulagé : les eaux de Cauterès que le malade but d'abord chez lui, et qu'il alla ensuite boire sur les lieux, dissipèrent l'enflure de la jambe et celle de l'abdomen, et elles rétablirent parfaitement son appétit, ses forces et sa santé.

Observ. CVIIIe. Une femme d'une constitution mollasse, fut attaquée d'une jaunisse périodique, et d'une fièvre avec des redoublemens; la suppuration du foie étant survenue, avec des frissons et une douleur dans l'hypocondre droit, les eaux Bonnes qui furent mises en usage augmentèrent la fièvre, et procurèrent une abondante évacuation de pus par les urines; elle dura pendant trois jours. Les accidens s'étant réveillés vers le douzième jour, on continua le même traitement, qui procura une nouvelle excrétion de pus par les selles, après laquelle la malade recouvra parfaitement sa vigueur et sa santé.

Observ. CIXe. Un gentilhomme d'un tempérament sec et fort vif, qui avoit été percé d'un coup d'épée au poumon, crachoit le sang et le pus. L'usage des eaux de Cauterès aggrava l'ulcère; les Bonnes débarrassèrent la poitrine, et firent prendre un bon caractère aux crachats qui exhaloient une odeur fétide; de sorte que le malade se portoit beaucoup mieux lorsqu'il se retira de ces dernières eaux.

OBSERV. CX^e^. Un gentilhomme, dont le frère étoit mort d'un ulcère au poumon, cracha le pus vers l'âge de 40 ans (il avoit aussi quelquefois craché le sang); il avoit la fièvre, et son appétit étoit presque éteint. Des sueurs nocturnes, la diarrhée et la purulence dans les crachats, paroissoient déjà; enfin tous les accidens alloient chaque jour en empirant. Les eaux Bonnes réveillèrent les forces et l'appétit, dégagèrent la poitrine, et tarirent, dans l'espace de soixante jours, la source des crachats que leur usage avoit d'abord rendus plus abondans.

OBSERV. CXI^e^. Une femme qui, depuis trois mois, étoit affligée d'une violente toux, avec crachement de sang, rendit en crachant, une pierre de la grosseur d'un pois, et bientôt après, le pus; les eaux Bonnes guérirent l'ulcère, et ramenèrent l'embonpoint de la malade. J'ai connu un homme qui rendit aussi en toussant un morceau de clou de fer, par quoi sa poitrine et sa gorge furent très-soulagées. L'usage des mêmes eaux mit fin à l'excrétion.

OBSERV. CXII^e^. Un homme crachoit le pus, à la suite d'une péripneumonie; il étoit exténué, foible et travaillé de la fièvre. Les eaux Bonnes en boisson rendirent d'abord l'excrétion du pus plus abondante, ensuite elles entraînèrent avec la matière des crachats, des pellicules qui n'étoient que des lambeaux de la vomique; elles nettoyèrent la poitrine, et rétablirent les forces et l'embonpoint.

Observ. CXIIIe. Un jeune homme de 36 ans, d'un tempérament délicat, sec et bilieux, étoit attaqué d'un catarre violent, et crachoit peu; depuis long-temps il sentoit une chaleur brûlante dans la trachée-artère, et il respiroit difficilement et avec douleur. L'usage des eaux de Cauterès, de la fontaine la Ralière, procura la liberté de la poitrine et une meilleure santé.

Observ. CXIVe. Un homme d'une constitution humide et spongieuse, avoit eu dans son enfance les yeux infirmes et une espèce de bouffissure de tout le corps. Ces accidens ayant disparu par les progrès de l'âge, il fut attaqué d'un asthme humide, dont les accès revenoient deux ou trois fois par jour: les eaux de Cauterès, de la fontaine la Ralière, ne procurant presque pas d'expectoration, on eut recours à celles du Petit-Bain, qui diminuèrent la fréquence des accès, et excitèrent une quantité énorme de crachats. Leur usage ayant été continué pendant un mois et plus, le malade fut long-temps sans éprouver aucune atteinte de maladie. Cette guérison étoit-elle radicale et parfaite ? Cette observation ne démontre-t-elle pas clairement, et le travail des organes qui préparent insensiblement le germe de l'asthme, et l'action des parties externes sur les internes ?

Observ. CXVe. Un jeune homme bilieux, et sujet à éprouver de temps en temps des fièvres intermittentes, fut attaqué d'une fièvre maligne, sur la fin de laquelle sa langue se paralysa. La maladie habituelle ayant reparu, la langue se dénoua, et la poitrine contracta un embarras, qui fut dissipé par une évacuation copieuse de matière purulente par les crachats : dès-lors survinrent la fièvre lente, la diarrhée, le marasme et l'enflure des pieds; d'ailleurs le malade ne pouvoit, depuis trois mois, se tenir couché sur le dos, et le moindre mouvement le mettoit hors d'haleine. Les eaux de Cautères, de la fontaine la Ralière, ne produisirent presque point d'effet, presque point d'évacuation : celles de la source Mauhourat excitèrent les crachats, et diminuèrent par là la suffocation : l'estomac fit aussi ses fonctions un peu mieux, et les forces du corps s'augmentèrent. Au printemps suivant, le malade cracha de nouveau le sang et le pus; la fièvre et la suffocation se réveillèrent. L'usage des mêmes eaux de Cauterès, de la fontaine Mauhourat, eut alors un succès si heureux, que le malade jouit depuis d'une santé robuste, excepté que sa langue est restée sujette à des attaques de paralysie qui reviennent de temps en temps. Le noyau de la maladie, encore existant dans la poitrine, feroit-il chaque jour des progrès ?

Observ. CXVI^e. Un jeune homme fut attaqué d'une pleurésie, à laquelle succédèrent la fièvre lente, des sueurs, la difficulté de respirer, la toux, la foiblesse et une grande maigreur. Tous les remèdes adoucissans et pectoraux furent sans effet. Le malade, sans prendre avis de personne, vint à Barèges, et but les eaux de la fontaine la Chapelle, qui réduisirent bientôt son estomac à une langueur extrême. Outré d'un si mauvais succès, il but pendant trois jours celles de la fontaine chaude ; la quatrième nuit de l'usage en boisson de ces eaux, et la sixième de celui de la source tiède, peu s'en fallut que le malade ne fût suffoqué ; il cracha une très-grande quantité de pus, et dans peu sa santé devint meilleure, et elle fut très-brillante au bout de trois mois. Cet exemple est le seul que j'aie vu à Barèges. Il y a trente ans qu'un sujet qui étoit attaqué d'un ulcère au poumon, et à qui mon père avoit prescrit les eaux Bonnes, fut guéri par les chaudes, prises dans le troisième temps de la maladie. C'est ainsi que le courage des malades, leurs fautes et les dangers auxquels ils s'exposent, peuvent quelquefois servir à étendre les connoissances de l'art.

Observ. CXVIIe. Je ne dois pas omettre de dire ce que la renommée rapporte, qu'une cataracte fut résoute par les eaux de Bagnères. J'ai vu cette maladie résister opiniâtrément aux eaux de Barèges et à toutes les autres eaux de notre pays. Pour les petites cicatrices ou callosités de la cornée, qui proviennent d'une inflammation, j'ai observé que les eaux de Barèges et les Bonnes les diminuent un peu. Lomnius parle, d'après Hoffmann, de la cataracte commençante qui provient de l'estomac, et assure que cette espèce de cataracte revient plus ou moins souvent, selon qu'on néglige les coctions de l'estomac, ou qu'on prend soin de les rétablir; ce qu'il étoit expédient de noter en passant.

Observ. CXVIIIe. Un jeune homme devint, après une fièvre intermittente, dont le quinquina l'avoit délivré, triste, maigre et languissant, ses joues se creusoient, ses yeux étoient prémінens, sa peau rude, et les viscères de l'abdomen entièrement retirés en dedans : les eaux de Cauterès, de la fontaine la Ralière, lui rendirent la santé, en rétablissant les forces de son estomac, qui étoient fort affoiblies.

Observ. CXIXe. Un jeune débauché fut attaqué d'une foiblesse des reins ou des lombes, qui s'accrut de plus en plus; il étoit si maigre, qu'il

dissous et entièrement dépourvu de suc nourricier. Tel est aussi l'état du sang, sur la fin des fièvres malignes; il ressemble à celui des pleurétiques dont on auroit enlevé la pellicule couenneuse.

Observ. CXXe. Nous pouvons rappeler ici les convulsions et paralysies des divers membres, dépendantes d'une affection idiopathique ou sympathique du cerveau, sans égard à ce que nous en avons déjà dit ailleurs. La convulsion, sur-tout celle qui naît de l'estomac, est souvent guérie par nos eaux. J'ai vu à Barèges, en l'année 1751, sept personnes affligées de paralysie : 1° un jeune homme qui, après une légère attaque d'apoplexie, étoit devenu paralytique des jambes : l'usage des eaux en bain, en douches et en boisson, parut l'avoir guéri; 2° un jeune homme qui, pour avoir traversé une rivière à la nage, immédiatement après avoir mangé, et pendant qu'il suoit, fut attaqué d'abord d'une légère apoplexie, et ensuite d'une hémiplégie : l'usage des eaux pendant deux saisons le guérit presque tout-à-fait; 3° une hémiplégie, avec abolition de la mémoire, qui fut aussi presqu'entièrement guérie; 4° un autre sujet paralytique d'une jambe et d'un bras, qui ne put, ainsi que cela se voit souvent, recouvrer que le mouvement de la jambe. Les trois autres observations sont semblables aux précédentes, c'est-à-dire que les malades, sans avoir été entièrement guéris par les eaux, en furent assez soulagés. J'ai vu aussi les deux jambes paralysées après une chute ; de sorte que le malade, encore jeune, étoit contraint de marcher sur ses genoux : elles furent parfaitement guéries, ainsi qu'une paralysie du bras, dans un homme, qui avoit été causée par un coup à la tête.

Observ. CXXIe. Un gros mangeur fut attaqué sur l'un des deux côtés du corps, d'une paralysie qui s'étendoit jusqu'au milieu de la langue et du palais, ou de la luette elle-même : les eaux chaudes le guérirent dans quinze jours. Un autre sujet, atteint de la même maladie, en fut guéri (après avoir inutilement employé plusieurs sortes de remèdes) par les eaux chaudes de la fontaine du Roi , en bain. Les eaux de Cauterès en sauvèrent et soulagèrent un grand nombre d'autres.

Observ. CXXIIe. Un vieillard hémiplégique reçut du soulagement à la jambe, et non au bras, de l'usage des eaux de Bagnères, de la fontaine Saint-Roch. Trois paralytiques, dont deux étoient d'un tempérament pituiteux, et l'autre (c'étoit une femme) d'un tempérament sanguin, furent guéris par les eaux de Bagnères, de la fontaine Théas. Le témoin de ces guérisons ne dit pas si elles furent complètes.

T. XCVI. Il y a un rapport si marqué entre certaines paralysies, les mouvemens convulsifs et le rhumatisme, qu'il n'est guères possible d'en faire des classes séparées, d'autant que l'expérience fait voir qu'elles attaquent fort souvent la même partie en même-temps. Le rhumatisme, comme nous l'avons dit plus haut, vient souvent de l'estomac : des poisons ou des vers logés dans ce viscère, causent également une foule de convulsions et de paralysies; de manière qu'on ne sauroit douter qu'il existe une espèce de paralysie purement stomacale. J'ai vu encore le côté gauche du corps, affecté de paralysie et de rhumatisme, par une tumeur de la rate. Ainsi remarque-t-on des femmes, dont le cerveau est sain, devenir paralytiques des extrémités inférieures, par l'effet d'une cause placée dans l'abdomen. Il y a donc deux espèces de paralysies, l'une convulsible et guérissable, qui naît de l'estomac et des intestins; et l'autre, plus dangereuse, qui provient de la gêne du cerveau, et de ses moelles. Le judicieux Aretée pensoit que les parties atteintes de paralysie ne font qu'imparfaitement et à demi leurs fonctions, et que l'estomac, la vessie, et tout le canal intestinal, jusqu'à l'anus, sont sujets à être ainsi affectés seulement dans une de leurs moitiés. Il est très-important de se souvenir que les maladies idiopathiques ont quelque chose de sympathique, et qu'il n'y en a presque aucune qui ne porte le trouble dans les fonctions de l'estomac : qu'aussi le travail de l'estomac influe singulièrement sur toutes les parties, et par conséquent sur celle qui est devenue le siége d'une affection. Ces changemens produits par l'estomac, sur une partie idiopathiquement affectée, ne doivent jamais être perdus de vue, afin d'y pourvoir préalablement, ou en même-temps qu'on remédie à la maladie principale.

QUATRIÈME PARTIE.

Les maladies incurables, ou qui résistent à nos eaux minérales. Les douteuses dans lesquelles les effets des eaux ne sont pas assez constatés. Les paralysies complètes et parfaites, par embarras dans le cerveau. L'épilepsie par cette cause des dépôts au cerveau. Les palpitations de cœur par des dérangemens organiques. Les ulcères de mauvaise espèce au poumon. Les asthmes anciens et habituels. La fonte des tumeurs squirreuses, calleuses et autres, dans les divers viscères et glandes. Les vieux ulcères. Les caries profondes. Le marasme des parties. Les anchyloses décidées. Les déplacemens des articulations. La goutte. La colique néphrétique. La gravelle. Les dartres. Les cancers ouverts, ou autrement. Les écrouelles. Le rachitis. Les gonorrhées virulentes, et autres symptômes de vérole. Le scorbut.

Les savans s'éclairent par tous les moyens possibles : les maladies non guéries, les incurables et celles qui peuvent se guérir, les morts même, sont pour eux autant de moyens de soulager les vivans. Je vais rapporter ici les maladies incurables ou qui résistent aux eaux de notre pays, et les maladies douteuses, c'est-à-dire celles où la vertu de ces eaux n'est pas bien certaine; je déclarerai mes fautes comme celles d'autrui : je suis homme, et je parle à des hommes; si je ne suis pas à l'abri de l'erreur, je cherche à avoir l'avantage de ne savoir tromper personne.

Observ. CXXIIIe. J'ai vu un vieillard cruellement tourmenté par un rhumatisme, sur un côté du corps, rhumatisme qui fut suivi d'une paralysie, dans laquelle l'œil, l'oreille et la langue étoient très-engourdis et presque insensibles. Les eaux de Bagnères, de la fontaine Saint-Roch, n'ayant produit aucun effet, et celles de Barèges n'en produisant qu'un mauvais, le malade en abandonna l'usage par mon conseil. J'ai vu plusieurs autres paralytiques qui n'ont retiré aucun avantage de nos eaux, ou qui en ont été sensiblement incommodés.

T. XCVII. Je donne ici comme imparfaites, partielles et manquées, les guérisons de l'observation 120e : je me défie aussi de celles de l'observation 122e. C'est une vérité constante, que nos eaux guérissent très-rarement les paralysies par cause au cerveau, bien décidées, ou parfaites. Ainsi Wilis fait mention de certains paralytiques, que des eaux thermales, non-seulement ne soulagèrent point, mais qu'elles incommodèrent beaucoup. Mon père en a vu aussi plusieurs que les eaux de Bagnères ont réduits à un état tout-à-fait extrême. Personne n'ignore que la paralysie vraie a souvent sa source dans le cerveau et dans les divers replis de ses moelles, où elle est profondément enracinée; de sorte qu'il ne paroît guères possible de détruire sa cause, ou de la résoudre, attendu que presque toute résolution, pour qu'elle se fasse, suppose un gonflement de la partie affectée, et l'évacuation de la matière critique, par les excrétoires voisins. Or ce gonflement ou effort de résolution, ne peut guères être que mortel dans le cerveau, qui manque d'ailleurs de voies d'excrétion commodes. Ce n'est donc que les paralysies symptomatiques ou stomacales que nos eaux guérissent ou diminuent : peut-être pourtant pourroient-elles, par leur qualité purgative, produire quelque soulagement dans un œdème du cerveau, en évacuant les sérosités superflues ; mais on auroit toujours la récidive à craindre. Il est par conséquent prudent, dans la paralysie cérébrale, de prendre l'avis d'un médecin, avant de faire usage des eaux thermales, et je ne suis pas surpris qu'un paralytique dont parle Helvigius, qui étoit guéri (ou plutôt soulagé) par des eaux, et qui, dans la crainte de la rechute, fit usage des mêmes eaux, fut atteint de nouveau de sa paralysie, et tomba dans un état pire qu'auparavant. Encore une fois, le mieux est, dans presque toute paralysie cérébrale, confirmée, de s'abstenir des eaux minérales : on peut même l'avancer avec de bons médecins. Quoique les purgatifs y produisent assez souvent quelque bon effet, néanmoins les forts, les vomitifs, par la commotion qu'ils excitent dans les humeurs, les font se porter en plus grande quantité au cerveau, et y augmenter l'embarras. La moindre concrétion suffit pour former le noyau de cette maladie, noyau qui s'accroît ensuite insensiblement, en conséquence de l'inertie des organes excrétoires, et des mouvemens difficiles du cerveau. Souvent ce germe malheureux naît d'une disposition naturelle dans ce viscère : on connoît des races d'apoplectiques. Quand l'apoplexie ou la paralysie attaquent tout-à-coup, c'est ordinairement une marque qu'elles ont jeté leurs racines depuis long-temps; l'attaque est le dernier effort ou la dernière fièvre qui succède à une autre qui avoit été insensible. Il n'est donc pas bien certain qu'une saignée, faite avant l'attaque, pût toujours la prévenir, comme quelques-uns le croient : la dernière secousse qui la détermine, arrive fort souvent pendant le travail de la digestion. Comme ce même travail cause dans une plaie, pendant que la cicatrice se fait, un bouleversement général, il le produit aussi dans une apoplexie dont le noyau s'est mûri dans le cerveau, et y a acquis un gros volume, au point d'être devenu le centre principal de l'irritation. On ne peut, sans étonnement, apprendre ce que disent ou méditent quelquefois les malades aux approches d'une attaque d'apoplexie. Tous leurs sens, dit Aretée, sont saints et entiers, et leur esprit semble avoir acquis un caractère prophétique. Le premier objet de leurs pensées, est qu'ils vont sortir de ce monde; ensuite ils annoncent l'avenir par le présent; et l'événement justifiant leur prédiction, on les admire et on les regarde comme de vrais prophètes. J'en ai vu un qui prédit sa mort pendant six jours.

Observ. CXXIV^e. Aux approches d'une attaque d'épilepsie, l'effort de toutes les parties se dirige sensiblement vers la tête, et s'y recueille; d'où vient que les malades prévoient ces attaques. Un homme âgé d'environ 35 ans, sujet à l'épilepsie, vint à Barèges, et y fit usage des eaux et des bains, sans prendre avis d'aucun médecin. Au sixième jour de cet usage, les accès qui avoient été rares jusqu'alors, revinrent trois fois, et furent plus violens que de coutume. Ayant été appelé, je jugeai qu'un tel désordre, occasionné par l'énergie des eaux, pourroit bien avoir quelque chose de critique; mais n'osant pas exposer le malade à l'événement de ma prédiction, je prescrivis une saignée que je fis réitérer, et je lui conseillai de renoncer à nos eaux, du moins à celles de Barèges. Convenoit-il qu'il persistât dans leur usage? Je ne le pense pas. Le sixième jour, que Galien avoit coutume d'appeler le tyran, dans les maladies aiguës, mérite d'être ici soigneusement remarqué. Je me suis aperçu clairement dans beaucoup de cas, quand même je me serois trompé dans le précédent, que ce jour, à compter du premier de l'usage des eaux, l'orsqu'on en prenoit une certaine quantité, avoit quelque chose de. particulier que les autres jours n'avoient pas, c'est-à-dire que la fièvre que les eaux procurent est de la nature des maladies aiguës. Seroit-ce là la raison pour quoi les anciens fixoient l'usage des eaux à neuf ou quinze jours, comme cela se pratique encore parmi le peuple? Quoiqu'il en soit, je ne crois pas que les eaux de Barèges conviennent dans l'épilepsie; elles engorgent considérablement le cerveau, et elles demandent trop de précautions, employées dans l'accès. Si l'épilepsie, au lieu d'être idiopathique, étoit seulement sympathique, et dépendante, par exemple, des premières voies, assurément il y auroit plus à attendre de l'usage de nos eaux. Mais qui pourra assigner un moyen de distinguer ces deux cas?

Observ. CXXVe. Un homme d'un tempérament bilieux, sujet à un vertige habituel, se plaisoit beaucoup à boire les eaux de Barèges; sa table étoit somptueuse à l'excès, et il mangeoit beaucoup pour appaiser certaine inquiétude d'estomac, qu'il nommoit chaleur. Après s'être d'abord bien trouvé de leur usage, il mourut, au bout de trois mois, d'une attaque d'apoplexie. Un militaire fut blessé au sommet de la tête, par une balle lancée perpendiculairement, qui n'offensa pas l'os. La guérison de la plaie s'obtint fort facilement, et on fit peu de cas de cet accident. Cependant la stupeur, la douleur et la pesanteur de tête survinrent, ainsi que l'obscurcissement de la vue, l'enflure de tout le corps et la fièvre. Le malade étant venu à Barèges, y fit usage à son gré des eaux en boisson, des douches et des bains; mais le vingtième jour il fut attaqué d'une fièvre maligne cérébrale, dont il mourut le septième. A l'ouverture du cadavre, le cerveau fut trouvé sain; une petite poche ou vésicule qui s'étoit formée dans l'os sphénoïde, portoit en haut le cerveau: cette vésicule ayant été ouverte, il en sortit beaucoup de matière sanieuse, et l'os sphénoïde et l'ethmoïde étoient entièrement cariés. Dans ces deux cas, les eaux avoient très-évidemment agi, en déterminant le flux des humeurs vers la tête: ce qui auroit du être évité, parce que dans ces sortes de maladies, l'excrétion critique ne peut pas se faire.

Observ. CXXVIe. Senac annonce et prouve

que les affections de la poitrine, dépendantes d'un vice inhérent dans le cœur, sont incurables; et je ne doute pas que l'usage de nos eaux ne les rendît bientôt mortelles. Deux hommes éprouvoient des palpitations de cœur violentes. Dans l'un, elles étoient l'effet de grandes sollicitudes de l'esprit; l'autre les tenoit de l'enfance, sans cause apparente. L'un et l'autre tomboient en défaillance, dès qu'ils prenoient quelque remède ou aliment qui augmentoit tant soit peu la chaleur et le mouvement vitaux. Enfin leur maladie s'étant accrue, ils moururent d'un engorgement de poitrine, malgré le secours des saignées qu'on employa. Le cœur du premier fut trouvé prodigieusement gros, autant, ou même plus que ne l'est celui d'un bœuf; il étoit d'ailleurs très-sain. Dans le second, les valvules de l'aorte, près du cœur, étoient presque ossifiées, et des excroissances polypeuses, qui leur étoient adhérentes, les empêchoient de se fermer. J'ai vu un soldat attaqué d'un ulcère scorbutique à la jambe, qui, loin de tirer du soulagement des eaux de Barèges, mourut le troisième mois de leur usage: l'on trouva plusieurs petits ulcères sur la surface du cœur, et dans l'intérieur du péricarde. Le malade s'étoit plaint aussi de palpitations de cœur: il finit par une espèce d'attaque d'apoplexie. Ces faits combattent très-certainement l'usage de nos eaux dans les affections idiopathiques du cœur. Nous pouvons donc assurer que ces affections, comme celles du cerveau, quand leur noyau est un peu considérable, ne se guérissent pas par nos eaux, du moins par celles de Barèges. Celles de Bagnères seroient plus supportables par des raisons tirées de leur nature.

Observ. CXXVIIe. J'ai vu six sujets attaqués d'ulcères au poumon, que les eaux Bonnes ne purent garantir de la mort. Dans les uns, elles augmentèrent les crachats, et elles les diminuèrent dans les autres. Certains éprouvèrent, les premiers jours du traitement, un soulagement funeste; un mieux marqué suivi ensuite d'accidens plus graves.

Observ. CXXVIIIe. Un pulmonique qui avoit aussi une tumeur au foie, but les eaux de Cauterès, qui rétablirent son appétit, et lui procurèrent de l'embonpoint, et une santé brillante en apparence. L'hiver suivant, il eut des douleurs rhumatismales aux bras et aux cuisses (accident fréquent et d'assez mauvais augure dans la pulmonie), et il mourut à l'entrée du printemps, qui n'est pas moins souvent pernicieuse que salutaire.

Observ. CXXIXe. Un homme sec et mélancolique, dont le foie étoit tuméfié, étoit sujet à éprouver tous les ans une fièvre accompagnée d'une douleur dans l'hypocondre droit, de toux, de difficulté de respirer, et d'extinction de voix. La boisson des eaux de Cauterès tint sa poitrine libre pendant trois ans : mais le foie s'engorgea de plus en plus, et la douleur s'y borna entièrement. Enfin, en 1751, les eaux occasionnèrent un crachement de sang considérable, la fièvre devint lente et plus marquée : le malade mourut dans l'hiver.

Observ. CXXXe. Un jeune homme qui avoit fatigué sa poitrine en chantant, fut attaqué à un des doigts de la main gauche, d'un abcès qui provenoit de cause interne. Dès que le doigt commença à suppurer, le malade fit usage des eaux Bonnes, en lotion et en boisson, et il devint pulmonique; sa joue gauche s'enfla, et il y a grande apparence que le germe de la maladie existoit dans le côté de la poitrine qui correspondoit aux parties affectées.

Observ. CXXXIe. Un homme d'un tempérament bilieux, déjà avancé en âge, qui habitoit un lieu froid et marécageux, et buvoit de l'eau de puits, fut attaqué, sans cause évidente, de deux abcès, dont l'un occupoit le doigt du milieu du pied gauche, et l'autre pareil doigt de la main du même côté. A ces abcès, étoient joints un crachement de sang abondant, une petite fièvre, la toux et la sécheresse de la peau. Après une saignée et un purgatif, j'ordonnai le lait, les anti-scorbutiques et les eaux Bonnes, avec un régime convenable. Le malade s'apercevant lui-même que ses ulcères et sa poitrine alloient beaucoup mieux, par le seul usage des eaux, rejeta tous mes autres remèdes pour boire toujours, disoit-il, ces eaux merveilleuses. M'ayant abordé, quelques jours après, d'un air gai, il me montra ses doigts, et me dit qu'il avoit la poitrine en très-bon état : les ulcères étoient bien cicatrisés, la respiration entièrement dégagée, et le pouls ne marquoit presque pas de fièvre. Surpris de tout cela, je gardai le silence. Qu'arriva-t-il ? Environ quinze jours après, il s'éleva une tumeur au mésentère, indolente et qui s'augmentoit chaque jour. J'essayai en vain de m'opposer à ses progrès, et de rétablir la suppuration des doigts; le malade mourut environ un mois après la naissance de cette tumeur, lorsque le mésentère fut entré en suppuration.

Observ. CXXXII[e]. Il y a long-temps que j'ai publié que les eaux de Bagnères nuisoient souvent dans les affections idiopathiques du poumon. Une femme, en qui les règles s'étoient supprimées après une couche, fut attaquée d'un ulcère à la poitrine, qui s'accrut par l'usage des eaux de Bagnères, de la fontaine Salut, et tua la malade. Une jeune fille qui étoit affectée d'un ulcère léger au poumon, fut réduite à la dernière extrémité par les eaux de Bagnères, de la fontaine Salut; les Bonnes la soulagèrent un peu. Une autre jeune fille, maigre, sèche et sans appétit, fut à la suite d'une pleurésie, atteinte d'un ulcère au poumon: les eaux de Bagnères la conduisirent au tombeau. Une femme, âgée d'environ 50 ans, éprouvoit des espèces d'accès d'asthme, avec des douleurs de colique: les eaux de Bagnères, de la fontaine Salut et Dupré, augmentèrent la difficulté de respirer; il survint ensuite une toux et une rougeur à l'œil droit, les paupières et la joue du même côté s'enflèrent, et la malade ne pouvoit se coucher que sur ce côté: enfin son pied droit s'enfla, un crachement de sang et la fièvre se déclarèrent, et elle mourut environ deux mois après. Un Jeune homme écrouelleux but les eaux de la fontaine Salut. L'année suivante, il cracha le pus, et mourut. Je tais plusieurs autres faits de cette espèce, parce que l'ancien préjugé conçu en faveur des eaux de Bagnères, et qui étoit singulièrement en vigueur lorsque je fis mes premiers essais sur les eaux, est maintenant fort diminué, autant que je puis en juger.

Observ. CXXXIII[e]. J'ai vu parmi les asthmatiques, une femme qui fut attaquée d'une hémoptysie, le cinquième jour de l'usage des eaux de Bagnères, de la fontaine la Reine. Tout le monde sait qu'un grand nombre d'asthmatiques ont usé des eaux Bonnes, de celles de Barèges, des chaudes, et de celles de Cauterès, sans en ressentir sensiblement aucun effet, ni bon ni mauvais. Je n'en ai vu qu'un qui, après avoir été presque suffoqué par les eaux de Barèges, reçut un peu de soulagement de celles de Cauterès. Enfin on compteroit à peine deux ou trois sujets, j'entends parmi les adultes, attaqués d'un asthme confirmé, qui aient été bien guéris par nos eaux; car il faut distinguer le soulagement, de la guérison parfaite. Au reste l'asthme n'est-il pas souvent incurable?

T. XCVIII. Ces désordres causés par nos thermales, apprennent beaucoup de choses, et en laissent entrevoir davantage, qu'on pourra connoître un jour. 1° Suivant l'observation 127e, leur usage supprime quelquefois les crachats, et il les provoque d'autres fois : on doit donc tâcher, autant qu'on le peut, de bien distinguer ces divers cas, par leurs signes propres; 2° le soulagement qui survient dans une maladie pectorale, comme dans le cas 129e, demande souvent beaucoup de circonspection, avant d'être prôné, afin qu'on n'ait pas le regret de voir qu'on s'est abusé, ou qu'on en a abusé d'autres; 3° l'observation 130e fait voir clairement que nos eaux réveillent les maladies, et qu'elles peuvent en conséquence être nuisibles, en suscitant des crises ou des excrétions, qui ne sauroient se terminer heureusement. Il faudroit, pour les bien administrer et ne pas mettre la vie des malades en danger, bien évaluer d'abord le degré de force que peut comporter la fièvre qu'on veut mouvoir, et ensuite déterminer les voies les plus convenables pour l'évacuation.

T. XCXIX. Je n'ai jamais entendu rien louer davantage, que la vertu apéritive et fondante des eaux de notre pays, qu'on élève jusqu'au ciel. Je pourrois, si je voulois, rapporter sur cela une infinité d'histoires que l'on fait, et qui ne sont pas peu gravées dans l'esprit de bien des gens. Je ne sais donc par quelle fatalité je n'ai vu que rarement des tumeurs ou des glandes, que nos eaux aient parfaitement et complétement fondues ou résoutes : j'ai seulement vu qu'elles en ont diminué un grand nombre, et fait suppurer beaucoup d'autres; c'est là tout ce qu'une observation exacte m'a pu faire découvrir. Nos eaux procurent la résolution parfaite de la pléthore simple des vaisseaux, comme il a été dit dans le théorème 93, et ailleurs : il a été prouvé aussi qu'elles ne peuvent tout au plus que diminuer les callosités et les carnosités. Or beaucoup de tumeurs ont à leur surface une telle pléthore simple, qui leur sert comme d'enveloppe, au centre de laquelle est le noyau calleux; les eaux, dis-je, détruisent bien l'enveloppe, mais le noyau, qui est la chose principale, leur résiste souvent. En un mot, sur douze tumeurs vraies ou bien formées, il n'y en a pas seulement deux qu'on puisse se flatter de résoudre parfaitement avec nos eaux. Quant aux tumeurs squirreuses, terreuses ou autres, je n'oserois les déclarer absolument indestructibles, mais je désire qu'on mette des bornes aux éloges pompeux, que le bavardage n'a que trop multipliés, et par lesquels je m'étois laissé entraîner moi-même, avant de m'être instruit par l'expérience et par le temps. On nous raconte, dit Hippocrate, une infinité de choses merveilleuses, telles que je n'en ai jamais vu, et que je ne puis ni rapporter ni croire. Je crains que de pareils récits ne soient exagérés.

Observ. CXXXIVe. Il ne faut pas non plus espérer de guérir toujours avec nos eaux, les ulcères, la carie et le marasme extérieur. Dans un homme dont le bras droit étoit flétri par le marasme, ses tendons calleux et les doigts crochus, les douches et les bains de Barèges, qui furent employés pendant deux mois, ne produisirent aucun effet. Un Américain, d'un tempérament bilieux, qui, dans sa jeunesse, avoit beaucoup chassé, et souvent couru les marais pendant qu'il étoit en sueur, et qui avoit été autrefois sujet à des hémorroïdes, étoit affecté d'un vertige, dont les accès revenoient de temps en temps, de flatuosités, de marasme et de convulsions aux extrémités inférieures; les convulsions s'étendoient quelquefois jusqu'aux muscles de l'abdomen, et rendoient par là son état plus fâcheux. Après avoir inutilement employé pendant long-temps, à Saint-Domingue, différens remèdes, et les eaux de *Banic*, il vint enfin à Barèges. Les eaux dont il usa de toute manière, ne lui procurèrent pas le plus petit soulagement. J'ai vu nombre d'autres marasmes des pieds et des mains, dans lesquels nos eaux ont été également infructueuses.

Observ. CXXXV^e. Dans une fille âgée de 24 ans, dont le pied étoit couvert d'ulcères avec carie des os, les eaux de Barèges ne produisirent aucun effet. Cette maladie provenoit d'un coup, et la malade avoit été, pendant la suppuration, privée de ses règles. Un paysan étoit atteint au genou et à la jambe d'ulcères, avec carie des os; il sortoit des vers des ulcères, qui remplissoient toute l'articulation. Les eaux de Barèges ne procurèrent point de soulagement. J'ai vu aussi dans une fille, sujette à un asthme depuis sa petite vérole, un ulcère au pied, qui résista à l'usage des mêmes eaux. Cet ulcère provenoit d'un flux pituiteux, qui avoit été déterminé par l'effort de la fièvre. La suppuration de la tumeur, lorsqu'elle se fut établie, avoit fait disparoître l'asthme.

Observ. CXXXVI^e. Un soldat avoit été grièvement blessé au pied par un éclat de bombe; les os du tarse et du métatarse étoient collés ensemble; l'astragal l'étoit avec le tibia, et l'épanchement de la synovie qui s'étoit fait en dehors de l'articulation, formoit une éminence circulaire : les douches et les bains de Barèges furent employés sans aucun succès. Dans ce même temps, deux anchyloses, l'une au genou, et l'autre au coude, résistèrent à l'usage des mêmes eaux.

Observ. CXXXVIIe. Un militaire fut atteint d'une balle d'arquebuse qui lui perça le genou, en passant du condyle externe du fémur au condyle interne du tibia. Pendant le traitement qu'on lui fit, sa jambe se plia vers la fesse, et garda depuis cette situation, qu'un usage de trois ans des eaux de Barèges corrigea un peu. Un homme, d'une illustre naissance, fut blessé par une balle à l'articulation d'un genou; son autre genou étoit immobile depuis dix ans, et sa jambe renversée sur la cuisse : il fut guéri de son ancienne maladie, par les eaux de Barèges, tandis que la plus récente résista. Ce fait a été transmis par la tradition des vieillards, et l'ancienneté n'a rien diminué de sa valeur.

Observ. CXXXVIIIe. A l'égard des luxations qu'on n'a pu réduire par les moyens ordinaires, je pense qu'il est fort inutile de les soumettre à l'épreuve de nos eaux, parce qu'elles ne sont pas capables de relâcher les muscles de l'os déplacé, ni les autres muscles qui sont en contraction : j'en ai vu quatre exemples, l'un au carpe, et les autres au coude, dans lesquels les eaux de Barèges et de Cauterès furent sans effet.

Observ. CXXXIXe. Un Américain d'un tempérament bilieux, sec et fort vif, et qui avoit les cheveux rougeâtres, étoit depuis quatre ans sujet à avoir par intervalles, de légères efflorescences, presque sur tout le corps, entourées d'une croute noire, avec démangeaison. Des frictions qu'on lui fit à une main, je ne sais avec quel onguent, ayant fait disparoître les boutons de cette partie, il s'en éleva bientôt un vers l'angle externe de l'œil, qui fut suivi d'un autre au sternum. L'un et l'autre s'étant convertis en ulcères, le malade, après avoir employé envain toutes sortes de remèdes, arriva à Barèges plein de vigueur ; ses ulcères étoient alors d'un rouge pâle, et mollasses, sans callosité apparente, et sans douleur ; l'on y voyoit autour, et dans l'intérieur, de petites veines assez gonflées, et ils versoient une sanie blanchâtre et gluante. Les eaux de Barèges, qui furent employées pendant deux mois, n'eurent aucun succès.

Observ. CXLe. Nous avons maintenant à parler des maladies dans lesquelles l'action des eaux de notre pays n'est pas encore assez connue, et que nous avons nommées maladies douteuses. Il est constant que nos eaux, sur-tout celles de Barèges et de Cauterès, prises en boisson ou en bain, rendent ordinairement les attaques des douleurs articulaires plus vives. Il reste à savoir si cette plus grande violence est dans le fond préjudiciable. C'est ainsi (dit Raymon-Fortis) que plusieurs de ceux qui s'en allèrent prendre les eaux de Saint-Maurice, s'en retournèrent avec des douleurs aux articulations, ou en furent attaqués bientôt après. Certain mélancolique, homme bilieux, qui avoit une disposition née à la goutte et aux hémorroïdes, souffroit depuis long-temps des douleurs vagues par tout le corps : les eaux de Barèges, dont il usa en boisson et en bain, lui causèrent dans peu de temps un accès de goutte.

Observ. CXLI[e]. Un jeune homme qui, depuis l'âge de 15 jusqu'à celui de 25 et plus, s'étoit adonné au vin, aux femmes et au jeu d'escrime, fut attaqué de douleurs irrégulières à un pied ; elles devinrent bientôt périodiques, et revenoient cinq ou six fois par an. Le pied et les doigts étoient enflés, et la jambe s'étoit peu à peu amaigrie ; mais le pied conserva toujours un peu de sa sensibilité. La boisson et les bains des eaux de Barèges rendirent à la jambe sa flexibilité, et firent disparoître presque tout-à-fait l'enflure et les douleurs.

Observ. CXLII[e]. Un paysan qui avoit depuis long-temps les articulations et les mains enflées et douloureuses, devint asthmatique. Les eaux de Barèges diminuèrent beaucoup l'asthme, donnèrent plus de jeu au mouvement des articulations, et le malade se porta assez bien pendant tout l'hiver. La saison suivante, il employa le même traitement, et il en retira dans peu un grand soulagement.

Observ. CXLIIIe. Un paysan maigre, sec et bilieux, qui souffroit des coliques cruelles, fut atteint d'un rhumatisme goutteux à la jambe et au genou qui étoient si fort enflés, qu'ils sembloient anchylosés. Il obtint sa guérison par le moyen des eaux de Barèges en boisson, en bain et en douches.

Observ. CXLIVe. Une femme de 42 ans, en qui le flux menstruel étoit déjà bien diminué, fut affligée à la cuisse droite d'une douleur qui peu à peu s'avança jusqu'au pied, dont l'articulation s'enfla, et resta dans cet état pendant un an. Après certains remèdes éprouvés inutilement, la malade eut recours à la boisson et aux bains des eaux chaudes, qui occasionnèrent un accès de goutte, dont elle fut à peine un peu remise, qu'il lui survint une hémorragie de la matrice qui l'affoiblit beaucoup : ensuite elle fut convalescente ; l'écoulement menstruel se fit assez bien, et la douleur du pied et de la cuisse cessa presque tout-à-fait.

Observ. CXLVe. Un homme de lettres, âgé de 50 ans, qui mangeoit beaucoup, et qui étoit rempli d'esprit et d'embonpoint, devint, sans cause apparente, lourd, paresseux et inquiet, et perdit entièrement l'appétit et le sommeil; il ressentit aussi au pouce du pied droit un commencement de goutte. Les eaux chaudes lui rendirent la santé. Les accidens ayant ensuite reparu, l'usage des mêmes eaux eut le même succès.

Observ. CXLVIe. Un homme d'une constitution bilieuse, et fort sujet à des flatuosités intestinales, fut affligé d'une douleur très-vive à la cuisse, au genou, et au pied, avec enflure de celui-ci : malgré toutes sortes de remèdes qu'il employa, il passa fort misérablement l'hiver. La boisson et les bains de Cauterès, des fontaines la Ralière et Dubois, firent évanouir tous les symptômes.

T. C. Ces observations font voir manifestement que le germe de la goutte s'étend et se produit avec un changement notable dans le jeu des organes. Ce germe croît et se développe peu à peu, et il étend enfin ses branches jusqu'aux extrémités du corps; ce qui détermine les premières attaques de cette maladie. Sa source dans les entrailles, et la tyrannie qu'elle exerce de là sur toutes les autres parties, sont également évidentes.

La goutte remontée, comme on l'appelle, ne désigne-t-elle pas que les entrailles étoient affectées dès l'origine de la maladie ? La goutte attaque les jeunes voluptueux qui sont d'un tempérament sanguin et bilieux, et sujets à des douleurs rhumatismales; leurs membres se distendent d'abord, et se roidissent ensuite par degrés : c'est le premier temps de la maladie. Les attaques devenues périodiques et plus ou moins bien réglées, constituent le second temps. Le troisième temps est marqué par la violence des symptômes qui ont atteint leur plus haut degré ; les viscères demeurent foibles et languissans après le paroxisme, le travail critique est, à tous égards, imparfait, et enfin le paroxisme lui-même a beaucoup de peine à se faire. Dans le troisième temps encore, toutes les parties se ressentent des ravages de la maladie; elles en sont devenues comme la pâture, pour nous servir de l'expression de Sydenham. De là naissent en foule l'œdème, l'asthme, l'engourdissement de tous les membres, et le scorbut, qui accompagnent ce dernier période. Baillou pensoit, d'après les anciens, que la cause matérielle de la goutte étoit un suc muqueux semblable à la substance des nerfs, qui seroit fondue, suc qui servoit à la nourriture de ces organes, et à celle des tendons. Il est certain que le sang doit abonder en suc nourricier dans cette maladie (*Voyez le dernier article de la seconde partie*). Mais cette surabondance est ici, comme dans presque toutes les autres affections, effet et non cause, d'autant que chaque individu a reçu de la nature une certaine portion de mucosité, ainsi qu'Hippocrate l'a remarqué. Au reste, c'est de cette mucosité que doit s'entendre ce que les anciens ont dit de la rosée, de la glu, du *cambium*, etc.

T. CI. Qui ignore, et qui n'a pas médité ces maximes sublimes d'Hippocrate ? Les vieillards, dit-il, ceux qui ont des nodus aux articulations, ceux qui vivent dans la misère, et dont le ventre est paresseux, tous ceux-là ne peuvent, autant que j'en puis juger, être guéris de la goutte par aucun secours de l'art; il n'y a qu'un flux dyssenterique, quand il survient, qui les en délivre sans retour. Toute évacuation qui se fait par les voies inférieures, leur est également fort salutaire. Mais une personne jeune qui n'a pas encore de nodus aux articulations, qui mène une vie réglée, qui aime le travail, et qui fait bien les fonctions du ventre, pourra guérir, si elle est soignée par un habile médecin. O Hippocrate ! il est peu de choses que votre profond savoir ait laissé à découvrir à la postérité ! N'auriez-vous pas reconnu, comme nous, trois temps dans la goutte? J'ai vu plusieurs exemples qui confirment ce que vous dites touchant l'utilité des flux inférieurs dans cette maladie. Ici ce fut une fistule à l'anus, là un flux hémorroïdal, qui amenèrent le plus grand soulagement : l'abdomen étoit donc affecté dans ces deux cas. Un homme encore se procuroit la liberté du ventre avec un suppositoire de savon, et calmoit ainsi les douleurs de sa goutte. Hippocrate conseille de brûler sur les parties affectées des douleurs de la goutte, une mèche de lin cru. Ce moyen, ou d'autres approchans, tel que celui du moxa, ont été pratiqués par des médecins modernes, avec succès. Les bains, les douches tièdes, les fomentations émollientes, les laxatifs, les rafraîchissans, les clystères, les suppositoires, un purgatif donné sur le déclin de la douleur, et suivi de l'usage du petit lait bouilli, ou du lait d'ânesse, tous ces secours conseillés par Hippocrate, dans la goutte, ne peuvent point passer pour des remèdes chauds, ou bien on n'en peut pas induire que cet auteur ait fondé la cure de cette maladie sur les échauffans et les purgatifs.

T. CII. La goutte, dit Van-Helmont, ne réside point dans le doigt, qui en ressent seulement le contre-coup ou les effets : de là vient que l'amputation du doigt ne délivre pas de cette maladie : c'est dans l'esprit vital que réside son germe qui produit ses ravages lorsqu'il s'est mûri. Les goutteux, continue-t-il, éprouvent d'abord des mouvemens désordonnés dans les parties précordiales ; la boisson et les alimens les affectent facilement, ainsi que les changemens de l'air qu'ils prédisent souvent : les premiers mouvemens fébriles qui s'excitent, ceux qui entament la scène du paroxisme, se font sentir vers le siége du cœur, d'où ils se transmettent au cerveau, et portent le trouble dans l'organe du sentiment. L'opinion de Van-Helmont sur l'origine de la goutte, seroit-elle vraie? Pourroit-on regarder cette maladie comme contagieuse? Au reste, il y a long-temps que j'y ai employé l'usage intérieur du savon mêlé avec nos eaux.

Observ. CXLVII[e]. Les eaux de Bagnères, des sources Salut et Lasserre, entraînèrent une fort grande quantité de sables de la vessie, dans une jeune fille hystérique et affligée de violentes douleurs néphrétiques. Les eaux Bonnes, sans produire l'excrétion d'aucuns sables, procuroient pourtant un soulagement plus marqué et plus durable.

Observ. CXLVIII[e]. Un homme de 40 ans, d'une constitution sèche et bilieuse, et atteint d'une douleur des reins, se délivroit tous les ans, par les voies urinaires, de plusieurs calculs, à la faveur de l'usage des eaux de Bagnères, de la fontaine Lasserre. Ayant bu pendant deux saisons les eaux de Cauterès, de la fontaine la Ralière, il fut exempt, pendant trois ans, de ses douleurs, et il ne rendit point de calculs.

T. CIII. Les eaux Bonnes et de Cauterès produisent donc une moindre excrétion de calculs que celles de Bagnères, qui pourtant soulagent moins. Les premières s'opposeroient-elles à la formation des calculs, ou bien les évacueroient-elles imperceptiblement, en occasionnant une pléthore du suc nourricier? J'ai vu en effet nombre de malades qui en rendoient le matin en toussant, une grande quantité avec les crachats, et qui, prenant les eaux Bonnes, n'en rendoient aucun, quoiqu'ils crachassent beaucoup. Cela fait voir qu'il ne faut pas toujours compter sur les remèdes qui provoquent l'excrétion des graviers, et que les diurétiques, comme Baillou l'a déjà dit, peuvent être nuisibles, parce que tandis qu'ils évacuent les premiers calculs, ils en font peut-être naître d'autres.

Observ. CXLIXe. Une femme fort âgée, qui depuis dix ans rendoit des urines graveleuses, essuya une attaque de néphrétique très-vive, et sa poitrine s'embarrassa. L'usage des eaux Bonnes la fit cracher beaucoup, et elle se trouva soulagée : mais pendant sa convalescence il lui survint sous la langue, près des gencives, une tumeur, de laquelle il sortit, quand elle fut ouverte, un calcul semblable à ceux de la vessie. Depuis elle en rendit beaucoup moins par les urinaires; il est vrai aussi qu'elle devint plus sobre qu'elle ne l'avoit été.

T. CIV. Le soulagement qu'éprouva la malade de l'observation précédente étoit-il dû au régime qui fut observé avec soin, ou à un changement qui s'opéra dans les reins? Je voudrois, à la vérité, qu'on prît soin de reconnoître dans la néphrétique, quelque irrégulière que paroisse la marche, trois temps qu'elle a, ainsi que toutes les autres maladies. De plus, ce n'est pas sans raison qu'on l'a nommée la cousine-germaine de la goutte; et l'on peut aussi, à fort juste titre, la mettre au nombre des accidens propres aux hémorroïdaires. Je l'ai vue trois fois succéder à la migraine; celle-ci se calmoit, pendant que des calculs se formoient dans les reins. De là vient qu'avant que les douleurs de la néphrétique se manifestent, le vice a gagné presque tous les viscères, ainsi qu'on l'a remarqué.

Observ. CLe. Dessault, notre compatriote, avoit avancé que les eaux de Barèges, injectées dans la vessie, dissolvoient la pierre. Sur quoi Meighan est de même avis. J'ai fait plusieurs tentatives depuis ces médecins, et j'ai reconnu qu'il n'y a que les calculs qui ressemblent à la brique, qui soient dissous; les autres résistent absolument, étant même placés à la source des eaux : or personne n'ignore que l'eau commune dissout quelques pierres. Il reste par conséquent bien des recherches et des expériences à faire sur ce sujet. Un des meilleurs moyens préservatifs de cette maladie, c'est d'entretenir les fonctions de l'estomac dans leur intégrité. Seroit-il vrai que le lait fût un fondant de la pierre, comme James l'avance, tandis qu'au rapport de Galien, son usage continué long-temps causa cette maladie à certaines personnes, et que Baillou conseille de s'y abstenir de toute sorte de laitage, si ce n'est de celui d'ânesse ? J'ai vu le remède de Stephens exciter la fièvre et causer la suppuration du rein non encore affecté, et puis la mort. Cependant cette même fièvre ne seroit-elle pas propre pour fondre les calculs qui sont friables ? Ne seroit-elle pas le principal instrument de la vertu lithontriptique des divers remèdes et de nos eaux ? Sydenham relève beaucoup les bons effets de la manne, dans cette affection. Les produiroit-elle par une qualité fondante particulière, ou mieux par sa propriété purgative et détersive, au moyen de laquelle l'ordre des mouvemens est rétabli dans les premières voies ?

Observ. CLI^e. Un soldat, âgé de 32 ans, d'un tempérament bilieux, et couvert presque par tout le corps d'une dartre qui lui rongeoit la peau; et un mendiant attaqué d'une teigne affreuse, furent guéris par les bains du foulon de Bagnères, qui passent pour spécifiques dans les maladies de la peau. Les eaux de Barèges ont autrefois guéri un lépreux; les Bonnes et les autres ont également opéré des effets merveilleux dans ces sortes de cas.

Observ. CLII^e. Un homme d'une illustre naissance, qui avoit été fort débauché dans sa jeunesse, fut, vers l'âge de soixante ans, attaqué aux deux jambes de taches rougeâtres, qui se convertirent en croutes blanchâtres, écailleuses, ses fonctions se faisoient bien, et ses gencives étoient en fort bon état : tous les remèdes avoient été tentés en vain. Je prescrivis le lait, avec les anti-scorbutiques pour toute nourriture, les eaux de Barèges, de la fontaine chaude pour boisson ordinaire, de temps en temps les bains tempérés, et quelques frictions mercurielles : les taches ayant disparu, et le malade ayant repris ses forces et son embonpoint, se crut entièrement guéri. Je lui conseillai pourtant de continuer l'usage des anti-scorbutiques pendant l'hiver, de se faire appliquer un cautère, et de garder le régime : il négligea tout cela, et revint l'année suivante, triste et atteint à peu près des mêmes maux, dont il ne fut point guéri pour lors.

Observ. CLIII^e. Un jeune homme mélancolique, plein d'esprit et fort débauché, étoit attaqué aux fesses, de dartres qui, quand elles venoient à se sécher un peu, jetoient l'estomac dans un grand désordre. Les frictions mercurielles, et tous les autres secours usités, avoient été employés sans succès. Les eaux de Barèges procurèrent à peine quelque soulagement, et ce soulagement étoit accompagné proportionnément de la diminution des forces et de l'embonpoint.

Observ. CLIV^e. Six douches, et autant de bains de Barèges, firent disparoître un ulcère dartreux au bras gauche, dans un vieillard cachectique. Dès le sixième jour, l'œil du même côté se trouva affecté, le malade voyoit les objets doubles, et il éprouvoit aussi de fréquentes attaques de vertige. Je fis appliquer dans le voisinage des dartres, un cautère pour rétablir promptement la suppuration; le pied gauche étoit aussi enflé et œdémateux. Tant d'accidens annonçoient sans doute la présence de quelque germe fatal logé dans la poitrine ou dans le cerveau.

T. CV. Voilà trois cures qui furent imparfaites et manquées. Je ne sais si le temps les rendit plus assurées; ce qu'il y a de vrai, c'est que les dartres sont si sujettes à récidiver, que rien ne paroît être plus opiniâtre que ce genre de maladie : son opiniâtreté est fomentée peut-être par la profonde tristesse où elle jette les malades. Hippocrate avoit déjà dit que les troubles de l'ame que cause l'atrabile, ne sont pas faciles à surmonter. Les dartres sont même quelquefois aussi rebelles que le cancer occulte, parce qu'il n'est pas plus possible d'y procurer la réunion de la peau, ou la cicatrice; elles sont enfin bien souvent l'effet d'un vice de quelque organe intérieur. Un homme avoit constamment au côté, vers l'endroit où le diaphragme s'attache aux côtes, une dartre qui, quand elle venoit à diminuer par hasard, étoit aussitôt accompagnée des symptômes de l'asthme, symptômes qui s'évanouissoient aussitôt que la dartre reparoissoit. J'ai vu une femme affligée de convulsions des viscères de l'abdomen, dont les attaques étoient terminées ou renouvelées par l'apparition ou la disparition d'une dartre qui occupoit la partie interne de la jambe. Ainsi l'exsiccation d'une dartre étoit suivie de convulsions de l'œil, dans le sujet de l'observation 154e, et les douleurs d'estomac de l'observation 153e s'augmentoient, dès qu'une dartre que la malade avoit aux fesses, venoit à diminuer. Au reste ce qu'Hippocrate a avancé, que les dartres ne sont dangereuses qu'autant qu'on les irrite, paroît fort vraisemblable, attendu qu'il n'est pas rare qu'elles se guérissent, lors même qu'on songe le moins à y faire des remèdes : il faut donc laisser cette affection parcourir ses degrés en liberté. Ainsi les eaux de Bagnères et les divers remèdes de l'art qui diminuent promptement les dartres, ou les font disparoître, semblent être contraires au véritable objet de leur guérison. Ces trop prompts changemens menacent les viscères de quelque accident funeste; et les eaux de Barèges et les Bonnes, qui les augmentent d'abord, ne doivent pas pour cela être taxées d'être pernicieuses. Il faut multiplier les observations sur cette matière.

T. CVI. Lorsque quelque partie du corps, par exemple une glande, est devenue l'aboutissant d'un flux variqueux, qu'elle est pleine de callosités, et fort douloureuse, que le courant de la matière de la transpiration y est déterminé, qu'il y a inflammation, et de vains efforts de suppuration et de cicatrisation, et enfin de l'amaigrissement; c'est ce qui constitue le cancer. Dans cette cruelle maladie, qui est si compliquée, qu'on ne peut guères la définir, les vices de serrement et de laxité sont fort confondus, et plus que dans aucune autre. D'ailleurs elle est plus ou moins évidente ou occulte, et elle attaque sur-tout les parties qui sont d'une texture lâche. Si pour diminuer les douleurs dans cette affection, on emploie les adoucissans, le relâchement qu'ils causent, augmente les varices et l'œdème; tandis que d'un autre côté, la douleur elle-même et les callosités, ainsi que la matière de la transpiration qui baigne la partie malade, s'opposent au travail de la suppuration ou de la résolution, et à celui de la cicatrice. Il faut donc laisser subsister cette espèce de cautère naturel, prenant soin pourtant de calmer les douleurs autant qu'il est possible, pour empêcher que la maladie ne devienne bientôt mortelle, et de détourner le flux pituiteux ou variqueux, et celui de la transpiration qui paroît y être attirée de toutes parts, et qui achève de porter l'engorgement et le tiraillement des vaisseaux à leur comble. Le cancer n'est susceptible d'aucun effort bien critique : ses progrès sont lents pendant bien du temps : souvent il est fomenté par une disposition dartreuse, contractée dans l'enfance, ou bien par des affections violentes de l'esprit : souvent aussi il parvient rapidement à son second et à son troisième temps : c'est dans ce dernier qu'on l'attaque ordinairement ; mais il est fort dangereux de différer la curation jusqu'alors.

Observ. CLV[e]. Je m'étois flatté autrefois que nos eaux pourroient être salutaires dans tous les temps du cancer ; mais je pense bien autrement aujourd'hui. Une fille âgée de 40 ans, dont la mamelle droite étoit cancérée, et une autre fille religieuse, dont le sein droit étoit devenu squirreux à la suite d'un coup, ne reçurent aucun soulagement des eaux de Barèges.

Observ. CLVI[e]. Un prêtre avancé en âge, jadis

sujet à des hémorroïdes, et qui disoit avoir essuyé plusieurs maladies de cause bilieuse, avec enflure des jambes, étoit affecté sur le côté droit de la langue, d'un ulcère calleux sanguinolent et hideux, et en outre d'un gonflement de la parotide et de la glande maxillaire du même côté : les eaux de Barèges dont il usa, ne produisirent aucun effet salutaire.

OBSERV. CLVIIe. L'usage des mêmes eaux fut pernicieux à une fille atteinte d'un cancer ouvert à la mamelle droite, et à une autre fille affligée à la mamelle droite, d'un cancer avec des crevasses : dans celle-ci le mamellon devenoit érysipélateux, et les crevasses étoient augmentées par les eaux.

OBSERV. CLVIIIe. Une jeune fille étoit attaquée, au côté droit du nez, d'un ulcère chancreux, avec érosion des tégumens seulement; il s'y formoit de temps en temps des croutes blanchâtres et friables, comme dans la teigne : l'usage des eaux de Barèges faisoit augmenter l'ulcère, et occasionnoit la carie des cartilages du nez.

OBSERV. CLIXe. Dans une veuve, un cancer à la mamelle, remarquable par des crevasses d'un rouge très-vif, s'accrut beaucoup par l'usage des mêmes eaux.

OBSERV. CLXe. Une femme à qui on avoit

amputé une mamelle, fit usage des eaux Bonnes pour cicatriser l'ulcère; il s'accrut, s'étendit, et l'autre mamelle devint squirreuse.

Observ. CLXI[e]. Une femme de qualité, en Angleterre, atteinte de fleurs blanches après une couche, fit usage imprudemment de remèdes astringens, qui occasionnèrent une douleur dans la région de la matrice, la fièvre et le marasme; car on ne doit pas toujours, suivant la remarque de Baillou, s'appliquer à arrêter cette espèce de flux. Les eaux de Barèges furent employées de toutes façons; l'hémorragie, qui ne cessa pas un instant, s'augmenta au point de rougir le bain, ce qui ne m'effraya pas, parce que j'avois vu déjà pareille chose arriver. Cependant tous mes soins, tous mes efforts furent inutiles; j'appris depuis que la malade étoit morte au bout de quelques mois.

T. CVII. J'ai pourtant vu des ulcères cancéreux que nos eaux faisoient suppurer, et cicatrisoient dans la majeure partie de leur étendue. Ne pourroient-elles pas les guérir parfaitement, étant bien ménagées dans le premier temps? Pour nos bains tempérés, ils sont un moyen sûr pour en diminuer les douleurs. S'il est vrai, comme Hippocrate et Celse l'ont observé, que le cancer affecte le plus souvent les parties supérieures, il est également certain qu'il se place plutôt au côté droit qu'au gauche ; car je n'en ai vu que très-peu de situés sur ce côté, entre un grand nombre qui occupoient le côté droit. Une femme étant morte à Barèges, d'un cancer à la mamelle droite, on l'ouvrit, et pareil côté de la matrice fut trouvé squirreux. Comme notre corps est divisé, suivant sa longueur, en deux régions qui s'unissent vers la partie moyenne, ou vers l'axe, chaque région doit avoir ses droits particuliers : c'est ce que les anciens ont mieux connu que les modernes. J'ai vu aussi les flux variqueux occuper le côté droit plus souvent que le gauche. Les dartres, qu'on nomme vulgairement ceindres, affectent aussi ordinairement la région droite : elle est encore affectée pour l'ordinaire dans la danse de Saint-Witt, suivant le témoignage de gens très-expérimentés.

T. CVIII. Toute la ressource dans le cancer ne consiste-t-elle pas à endurcir la tumeur ? Mais comment peut-on produire cet endurcissement ? Les racines d'un cancer ne sont autre chose qu'une cicatrice qui s'étend jusqu'aux os. J'ai connu une femme affligée de cette maladie, qui se procuroit du soulagement par le moyen des sangsues. J'essayai depuis ce moyen sans succès ; j'ai souvent observé que le lait, sur-tout quand il constipe, enflamme le cancer ; d'où j'ai jugé que les autres alimens pris en petite quantité lui sont préférables.

Deux ou trois cautères appliqués à côté du cancer, ne pourroient-ils pas procurer quelque bien, en fournissant une issue à la matière de la transpiration ? C'est avec raison qu'on a mis les douleurs du dos au rang des symptômes de cette maladie, dans laquelle l'estomac est aussi toujours plus ou moins dérangé, comme le prouvent les vomissemens, les diarrhées et les coliques qui y surviennent; la fièvre y est aussi, sans contredit, toujours présente, et le médécin peut l'y apercevoir. Selon Hippocrate, les femmes atteintes du cancer perdent le sentiment de l'odorat. J'en ai vu une qui le perdit du côté qu'affectoit la maladie; la prunelle de l'œil voisin étoit fort terne et en convulsion; il se faisoit un bourdonnement continuel dans l'oreille du même côté, et la malade ne distinguoit aucun son.

T. CIX. J'ai parlé des écrouelles dans un ouvrage particulier. J'ai dit que leur cause étoit un suc nourricier mal travaillé, et incapable de produire des lames d'une flexibilité convenable, d'où provenoit un dérangement dans l'ordre des mouvemens de l'économie animale. Ce dérangement fonde les premiers symptômes, ou le premier temps des écrouelles, et il est sur-tout remarquable chez les enfans avant la naissance des tumeurs. Le second temps est celui de l'accroissement des tumeurs, et pendant lequel il s'excite une fièvre qui détruit toutes les lames du tissu cellulaire mal conformées. Enfin le troisième temps a lieu quand les tumeurs sont devenues plus ou moins calleuses et indestructibles. Il faut, dans ce dernier temps, se contenter d'appliquer quelques cautères, et s'abstenir de tous médicamens, même du régime de vivre, quant à la qualité des alimens, dont il convient de régler seulement la quantité. Dans le second temps, le mercure combiné avec nos eaux, le quinquina et les anti-scorbutiques, est salutaire : ces remèdes augmentent et dirigent la fièvre d'excrétion, qui fait suppurer les lames cellulaires mal conformées, et les entraîne au dehors par les voies d'évacuation. Mais qui oseroit tenter la guérison des écrouelles dans leur premier temps ? Pour moi j'ai pensé qu'il étoit quelquefois nécessaire alors d'en exciter le progrès, au lieu de l'arrêter : plusieurs observations consignées dans notre journal sont favorables à cette pratique. Le rachitis ne peut-il pas être rangé dans la famille des écrouelles ? Le flux qui, dans les écrouelles, se porte aux glandes, est dirigé vers les os dans le rachitis ; il se fait aussi dans cette maladie un effort excrétoire critique, qui amène la guérison, ou le *dénouement*, comme on l'appelle vulgairement. Cet effort ou ce dénouement a un rapport sensible avec le second et le troisième temps des écrouelles.

Observ. CLXIIe. Un enfant âgé de 8 ans, d'un esprit précoce, et dont les yeux étoient prominens et la tête enflée, devint bossu par l'effet d'un renversement des vertèbres lombaires; son ventre se tuméfia, les extrémités de son corps s'amaigrirent, et il souffroit beaucoup quand il marchoit : les bains tempérés, les douches et la boisson des eaux de Barèges dissipèrent presque tous les symptômes dans l'espace de quinze jours; les forces revenoient de plus en plus, et il y avoit lieu d'espérer une santé parfaite. Une petite fille, dont la partie inférieure de l'épine du dos étoit si foible, qu'il lui étoit impossible de faire le moindre pas, recouvra un peu le mouvement de ses jambes par l'usage des eaux de Barèges.

Observ. CLXIIIe. Un jeune homme du peuple étoit atteint depuis quinze jours d'une gonorrhée virulente et d'un phimosis, avec inflammation du prépuce, grandes douleurs et grande difficulté d'uriner : après lui avoir fait deux saignées, on lui prescrivit l'usage du lait, que son estomac ne put supporter. Ayant été consulté, je lui fis prendre les eaux de Barèges en guise de tisanne, car le malade étoit par hasard sur les lieux : au bout de deux jours, les accidens furent calmés, et le pus prit un bon caractère; les bains tempérés et les douches qu'il employa ensuite diminuèrent la douleur, la tension, et relâchèrent le prépuce.

Le gland étant découvert, on y apercevoit plusieurs petits ulcères qu'on connoît vulgairement sous le nom de chancres, lesquels se cicatrisèrent à la faveur du même traitement; il parut en même-temps sur le dartos plusieurs callosités de la figure d'une lentille : le malade quitta pour lors Barèges; trois mois après, je le revis et l'examinai attentivement; tous les symptômes de sa maladie étoient tout-à-fait dissipés.

Observ. CLXIVe. Un jeune homme eut une gonorrhée virulente qui lui tomba dans les bourses, et occasionna la suppuration de l'un des testicules. Le malade rejeta les frictions mercurielles, et prit de lui-même les eaux Bonnes pour boisson ordinaire, et le lait deux fois par jour; on lui conseilla inutilement des bols de panacée mercurielle. L'ulcère se détergea et se cicatrisa entièrement par l'usage des mêmes eaux en injection et en lotion; le flux séminal et purulent cessa, et le malade jouit dès-lors d'une santé parfaite. Les eaux de Barèges guérirent aussi un jeune homme d'une gonorrhée virulente, et d'un ulcère à l'un des testicules, que des frictions locales et des bols mercuriels, pris pendant trois mois, n'avoient pu guérir.

Observ. CLXVe. Deux jeunes gens atteints chacun d'une gonorrhée virulente avec inflammation, furent fort soulagés par les eaux de Barèges, des fontaines la Chapelle et de l'Entrée, en bain et en boisson, coupées avec le lait; le flux parcourut rapidement ses temps : les malades s'abstinrent de toute espèce de mercuriaux : je les vis un an après leur traitement fort bien portans l'un et l'autre.

Observ. CLXVI^e. Une femme, dont le mari avoit eu trois fois la vérole dans l'espace de douze ans qu'ils avoient vécu ensemble, étoit attaquée, depuis six ans, d'un flux blanc, qui reconnoissoit vraisemblablement une cause vénérienne; car il y avoit douleur cuisante avec ulcération des nymphes, sans douleur ni sentiment de pesanteur dans le dos : le flux continuoit avec les règles; il étoit blanc, vert ou jaune, et tachoit le linge. Je prescrivis en boisson les eaux de Barèges, de la fontaine la Chapelle, et de la fontaine chaude, dite la Royale, l'usage du lait le matin, et des bains tempérés de la fontaine de l'Entrée. La gonorrhée diminua, et étoit sur le point de cesser tout-à-fait.

Observ. CLXVII^e. Un enfant de deux ans se couvrit, par tout le corps, de petits boutons et d'ulcères. La mère, infectée de la vérole par son mari, avoit été traitée de deux bubons, avec des tisanes sudorifiques et des bols mercuriels : l'une de ses mamelles se tuméfia, et cette douleur, qu'on crut laiteuse, se convertit en ulcère. On prescrivit à la mère et à l'enfant les eaux Bonnes, en boisson et en bain, avec des frictions et des bols mercuriels ; ils usèrent seulement des eaux et des bains, et furent, en apparence, guéris.

Observ. CLXVIIIe. Un débauché étoit attaqué d'un bubon vénérien, qui s'étoit ouvert et suppuroit; les remèdes mercuriels furent négligés. S'étant enivré trois fois dans trois jours, l'ulcère se dessécha, toutes les glandes du col du même côté devinrent prodigieusement enflées, les parotides et l'intérieur de la bouche l'étoient tellement, que les gencives et le voile du palais avoient l'air d'être putréfiés : l'usage des moyens ordinaires procura la suppuration de la bouche ; et celle du bubon se rétablit sur le déclin de la fièvre : les eaux Bonnes dissipèrent les ulcères de la bouche, le bubon et le gonflement des glandes, et le malade parut se porter très-bien.

Observ. CLXIXe. Un homme qui avoit eu trois gonorrhées virulentes, dont on l'avoit mal guéri, étoit attaqué de douleurs très-vives aux extrémités du corps, de dartres en plusieurs parties, et d'une toux accompagnée de crachats purulens, et de difficulté de respirer. Me doutant bien que tous ces accidens partoient d'une cause vénérienne, j'ordonnai la boisson et les bains des eaux Bonnes, comme préparatoires : ce secours seul fit disparoître tous les accidens, et rétablit les forces du malade, de manière qu'il ne voulut pas faire usage des mercuriels.

Observ. CLXX^e. Un homme débauché et mélancolique, infecté de la vérole, avoit passé trois fois par les grands remèdes qui avoient été mal administrés et sans effet; les chancres et les bubons dont il étoit atteint, furent suivis de deux exostoses, savoir, l'une auprès du sourcil gauche, et l'autre au sternum avec ulcère, de l'œdématie du genou, des douleurs nocturnes très-violentes, de la maigreur, de l'abattement des forces, enfin avec une tumeur au foie et à la rate, dure et indolente, et une diarrhée avec fièvre. Tel étoit l'état du malade quand il arriva à Barèges. Je m'occupai d'abord à rétablir les forces de l'estomac. Dès le cinquième jour même de la boisson des eaux de la source chaude, il put assez bien soutenir l'usage du lait mêlé avec ces eaux. Comme il avoit toujours froid, je crus que les bains tièdes pourroient lui être utiles; leur usage augmenta la fièvre et l'insomnie : je ne passai point outre, et m'en tins à l'expectation. Les forces revinrent un peu; les exostoses et l'enflure du genou diminuèrent; l'ulcère étoit en train de se cicatriser; les douleurs disparurent presque; et depuis le huitième bain, je ne sentis plus la tumeur du foie et de la rate. Les autres choses étoient d'ailleurs dans l'ancien état; et comme l'hiver approchoit, on n'eût pas le temps d'employer le mercure.

T. CX. Que tout cela soit dit seulement comme des faits historiques ; car nous ne pensons pas, ni ne voulons faire croire que nos eaux guérissent les maux vénériens. Mais nous pouvons demander si l'on est sûr que tous les malades dont on vient de parler étoient atteints d'affections vénériennes, et si on n'auroit pas la même crainte, quand même ils auroient été traités par les mercuriaux ? Le mercure seroit-il le seul et unique remède contre ces affections ? ou ces affections seroient-elles les seules où ce minéral eût de l'efficacité ? Il faut espérer qu'on déterminera mieux un jour le caractère particulier de la vérole, et l'étendue des propriétés du mercure. Cette maladie, contagieuse à sa manière, paroît pouvoir être comparée, quant à sa marche, à une plaie ou un ulcère rongeant. Dans le premier temps, ou dans celui de l'irritation, elle s'étend insensiblement d'une partie à l'autre ; ensuite surviennent des tumeurs, des ulcères, certaines inflammations ; bientôt enfin toutes les parties, sans en excepter les os, se trouvent affectées de manière que les deux derniers temps sont souvent confondus. Le principal siége de la vérole est le tissu cellulaire dans lequel elle s'étend, comme la carie dans les os : c'est la raison pour laquelle la nature, abandonnée à elle-même, n'a pas la faculté d'exciter la révolution critique que favorise l'usage du mercure : de là vient encore qu'on ne doit employer ce remède qu'avec beaucoup de circonspection ; car, dit Baillou, le mercure est une sorte de levier dont nous nous servons pour déraciner et emporter avec force les maladies. Nos eaux ne pourroient-elles pas procurer cette révolution, ou du moins seconder beaucoup l'action du mercure qui l'opère ? C'est ce que nous ne pouvons pas décider ; au reste, nous observerons que nos eaux sont bonnes pour fondre les carnosités de la vessie et de l'urètre, ainsi que l'expérience, d'accord avec l'analogie, l'a démontré.

T. CXI. On entend aujourd'hui par scorbut, une maladie où se rencontrent, en plus ou moins grand nombre, les symptômes suivans : des taches pourprées et livides, principalement aux extrémités inférieures, la rougeur, le gonflement et la mollesse des gencives, l'enflure du visage, un teint livide, des douleurs irrégulières dans les entrailles et dans les membres, la maigreur de tout le corps ou sa bouffissure, des hémorragies de toutes les cavités, la langueur des forces, l'engorgement des viscères, et un pouls fort déréglé ; de plus les taches dégénèrent en ulcères, l'anus et le nombril se resserrent fortement, l'haleine est puante, les urines rouges, safranées, noires ou brunes. Cette maladie peut affecter toutes les parties; souvent elle est produite par une autre mal jugée. Essayons d'en connoître les caractères extérieurs et la marche, en examinant l'état d'un organe qui en est atteint. Prenons pour exemple le foie et la rate. Tout le monde convient que ces viscères sont dans les personnes mortes du scorbut, mous, gonflés et spongieux; qu'ils se pourrissent et se déchirent aisément. L'analogie peut indiquer la raison de ces changemens qui leur arrivent. Je me souviens d'avoir lu que Kerkringius ôta d'un cheval, mort après une course fatigante, le foie qui se corrompit fort vîte. Riolan, au contraire, dit avoir gardé le foie d'un homme entier pendant plusieurs jours, et nie le fait avancé par Kerkringius. L'observation de Riolan ne peut être démentie par personne; mais celle de Kerkringius mérite aussi qu'on la croye; car le foie du cheval dont il parle avoit été macéré et meurtri par les secousses de la course. Or il est fort vraisemblable que tel est l'état du foie et des autres viscères dans le scorbut, puisque les mêmes causes s'y trouvent, que dans les chairs des animaux qu'on attendrit par la course, ou en les frappant, c'est-à-dire par des mouvemens ou des secousses violentes et désordonnées, qui rompent et détruisent la liaison naturelle des parties. C'est ce qui peut être démontré par les raisons suivantes.

T. CXII. Quand les douleurs hystériques sont passées, dit Sydenham, les chairs ont tant de sensibilité, qu'on ne peut les toucher; on diroit qu'on les a meurtries à coups de verges. Une demoiselle, rapporte Baillou, étoit couverte par tout le corps de plaques et pustules noires qui lui étoient survenues à la suite d'une chute de cheval qu'elle avoit faite à l'âge de dix-neuf ans. Lors de l'accident, elle avoit craché le sang. Il est croyable que ces pustules étoient le fruit de quelque meurtrissure ou ecchymose intérieure; car elles se rencontrent quelquefois dans les dispositions vicieuses des viscères, comme le prouve l'exemple d'un rateleux, dont parle Hippocrate, en qui il se fit une pareille éruption de pustules aux jambes. Voilà une vive image de la cause immédiate, vraie et essentielle du scorbut, qui mérite d'être réfléchie. Personne n'ignore que ceux qui sont atteints de cette maladie sont fort sujets à éprouver les accidens de l'ictérisme et de l'hypocondriacie; toutes leurs parties et leurs organes sont tiraillés et agités, de même que leur tissu cellulaire : les lames de celui-ci s'entrelacent et se nouent de mille manières, de sorte que la nutrition se faisant mal, elles tombent dans l'affaissement. Telle est la source des ecchymoses et des callosités qui se forment dans les parties parenchymateuses des scorbutiques, par l'agitation perpétuelle et le désordre absolu des mouvemens de leurs fibres. Telle est aussi la cause de la grande sensibilité de leurs parties, et qui constitue le premier temps de la maladie. Dans le second temps, les parties s'affaissent, et les vaisseaux perdent leur appui et leur ressort : il naît des engorgemens dans les endroits les plus éloignés du cœur, sur-tout dans les cellules du tissu muqueux, engorgemens qui produisent des tumeurs de toute espèce, des taches ou ecchymoses, des hémorragies, le gonflement des gencives et la mollesse des viscères. Bientôt le mal arrive à son plus haut degré; les humeurs s'épanchent dans toutes les cavités, les viscères suppurent, s'ulcèrent et deviennent gangréneux. C'est le troisième temps que suit de près la mort, souvent préférable à tant de maux, mais qui est inévitable, parce qu'il est impossible que la fièvre qui accompagne cet état soit rendue critique.

T. CXIII. Le serrement du pouls dans cette maladie, et l'inégalité de ses battemens, qu'Eugulenus a fort bien décrits, sont la preuve du désordre qui se passe dans les mouvemens du corps. Pareil désordre qui règne dans les entrailles des scorbutiques, est démontré par les douleurs des jambes, qui leur sont très-familières, par la grande difficulté qu'on trouve quelquefois à les purger, à cause de leur extrême engourdissement, et de plus, par l'état des viscères, pareil à celui des gencives, qui sont dures dans un endroit, et mollasses dans un autre, ou calleuses et flasques tout à la fois. La rétraction de l'ombilic dans le scorbut est due incontestablement au refoulement du diaphragme et du foie vers les parties supérieures, et celle de l'anus au refoulement du colon. Cette maladie a donc ses racines dans les viscères de l'abdomen. Elle diffère peu de la cachexie (que quelques-uns aujourd'hui seroient d'avis de nommer scorbut), qu'Aretée dit être le complément de tous les désordres : il ajoute que les intestins y sont dans un resserrement continuel; que ce qui la produit, est un trop grand repos, ou l'oisiveté à laquelle on s'abandonne, après des exercices ou des travaux pénibles; que la nutrition s'y faisant imparfaitement, le sang qui s'engendre, n'a ni la couleur, ni la consistance convenables; et qu'enfin l'estomac n'est pas exempt du vice qui attaque les autres parties.

T. CXIV. Il n'est pas douteux que le sang souffre divers changemens dans le scorbut : mais c'est par l'observation qu'on doit s'instruire de ces changemens, et on ne doit ni les imaginer ou les deviner, pour ainsi dire, ni les embrouiller par mille détails inutiles. Le sang des scorbutiques est, pour l'ordinaire, sans mucosité; ce qui a fait dire qu'il étoit dissous. Dans cet état, il est sans force, sans vertu, et sans ame, si on peut le dire, parce qu'il manque de cette espèce de glu qui sert à lier ses parties, et à leur donner une bonne consistance. Le défaut de mucosité vient, ou de ce que l'estomac fait mal ses fonctions, ou parce que le suc nourricier n'est pas pompé par les veines lactées, ou bien enfin, parce que la matière de la transpiration, qui est retenue dans le sang, empêche l'élaboration de ce suc, et sa distribution. Il arrive donc au sang, dans le scorbut, ce qui lui arrive dans le marasme; de plus le désordre qui règne dans tous les mouvemens, et la rétention des humeurs excrémentielles, font que ses parties intégrantes se trouvent fort confondues, comme l'est, par exemple, du vin avec sa lie, quand on agite le tonneau. Les plus sages partisans de l'opinion qui admet des changemens spontanées dans les humeurs, avouent que la nature et l'origine du scorbut, et sa manière d'agir dans le corps, sont entièrement inconnues. On n'entend donc pas trop ce que veulent dire ceux qui conseillent de tempérer l'acrimonie générale et particulière dans cette maladie (*temperanda acrimonia in genere et specie*) : mais ne seroit-il pas possible de fixer les idées sur le caractère du scorbut, et de dire à quelle maladie il convient de donner ce nom ? Il est singulier que plusieurs croient le voir dans presque toutes les maladies chroniques, tandis que d'autres nient même son existence. Au reste, celui qui prend pour le scorbut toutes les affections qui se guérissent par les anti-scorbutiques, doit aussi regarder sur le pied de dyssenteries, les maladies que l'ipécacuanha guérit tous les jours, etc.

T. CXV. A l'égard du traitement du scorbut, l'utilité qu'on y retire des anti-scorbutiques végétaux, donnés tels que la nature les fournit, ne vient-elle pas de ce qu'ils contiennent un suc alimenteux ou muqueux, joint à un principe alcalin, lequel ouvre les voies du chyle, et répare et ranime les vaisseaux affoiblis ? Nous savons que Hoffmann recommande beaucoup l'usage de certaines eaux minérales dans le scorbut même confirmé. Les nôtres, données dans le premier temps, pourroient peut-être arrêter ses progrès, ou lui faire prendre une meilleure tournure ; mais il seroit à craindre que leur usage, dans le second ou le troisième temps, ne causât le déchirement de quelque viscère, qui paroît presque inséparable, dans cette maladie, de l'effort critique. Ainsi j'ai vu trois scorbutiques à qui les eaux de Bagnères, les Bonnes, et celles de Barèges donnèrent la mort. Nous étions donc fondés à mettre le scorbut au rang des affections douteuses, tant par rapport à sa nature et à son diagnostic, qu'à cause de sa curation. On peut juger maintenant si on a eu raison d'étendre ou d'appliquer cette maladie à tous les cas, comme Bontékoé, par exemple, l'a fait. Une telle prétention donneroit à entendre que toutes les maladies sont inconnues. Enfin la vraie manière de connoître le scorbut, c'est de s'appliquer à bien déterminer le genre et les phénomènes de toutes les autres affections : tout ce qu'on remarquera de plus ensuite, pourra appartenir de droit au scorbut. *(Voyez des remarques intéressantes sur le scorbut, dans les Recherches sur l'histoire de la Médecine. On y trouve une singulière prédiction de Malebranche, qui a éclairé le public sur le scorbut, devenu plus rare depuis la publication de cet ouvrage).*

CINQUIÈME PARTIE.

L'action ou l'effet de nos eaux : leur manière d'agir, qu'on ne compare pas ici à celle des autres remèdes. Nous avons des eaux toniques, purgatives, relâchantes, béchiques, apéritives, diurétiques, stomachiques. Les changemens qu'elles opèrent sur les personnes en santé ; sur les valétudinaires. Ce qu'on doit entendre par vertu tonique, ou relâchante. Ce que c'est que donner du ton, et procurer du relâchement au corps vivant. La manière dont les fibres peuvent être relâchées et resserrées. L'action des eaux sur les liqueurs. Ce que c'est que la division du sang, son épaississement, sa fluidité. Plusieurs expériences ou mélanges d'eau minérale avec des liqueurs animales. Ce qu'il faut conclure de ces diverses expériences trop multipliées. Réflexions sur l'essence et les propriétés essentielles de la vie, sur la fibre animale, principe de tout mouvement et de tout sentiment dans le corps. Un seul nerf sensible, mobile, actif, par sa constitution primitive ou élémentaire, constitue l'animal, et fait l'homme par l'union de l'ame : les chairs, les vaisseaux, les os ne sont pas, absolument parlant, de l'essence de l'animal. Le premier nerf, ou la première fibre mobile, sensible, animée, est égale dans tous les individus. Elle y a les mêmes facultés. Ses forces s'exercent plus ou moins aisément, à cause du tissu muqueux qui gêne plus ou moins, ou qui contient les forces actives et sensibles, ainsi que les objets des sensations. Nos lumières sont très-bornées sur tous ces objets. Le peu de valeur des expériences, même sur des animaux vivans, pour juger de la sensibilité, et de la mobilité de la fibre animale. L'action des bains. Il est douteux que l'eau des bains entre dans le sang aussi abondamment qu'on le croit, et pour y produire les effets sur lesquels on insiste tant. Quelques problèmes sur nos eaux. Conclusion. Ce qui a été dit jusqu'ici peut servir comme un essai qui exige des détails ultérieurs.

LES diverses maladies, leur marche et leur traitement, ont un côté par lequel ils se ressemblent parfaitement. En effet, toute maladie est un travail, dont le terme est une excrétion critique, quand la guérison s'ensuit. Ce principe ou notion fondamentale de l'art de guérir, doit être méditée sans cesse, autrement elle auroit le sort des meilleures choses, qui, pour être trop isolées, ne procurent que de foibles avantages. La plus sûre manière de connoître un médicament, c'est-à-dire ses usages, son application et ses effets, c'est d'observer les phénomènes qu'il produit, de voir la liaison qu'ont ces phénomènes entre eux, et de les comparer. Cette voie est celle que nous allons suivre dans l'examen de l'action de nos eaux, action que nous réduisons ici à favoriser ou à empêcher les excrétions morbifiques, ou les crises. Peut-être parviendrons-nous ainsi à établir des règles assez positives pour mériter d'être approuvées par les connoisseurs.

T. CXVI. Il faut remarquer d'abord que je ne dois m'occuper que de nos eaux, de celles d'Aquitaine, suivant l'ordre de mon sujet. Je laisse à d'autres le soin d'examiner si chez l'étranger, ou dans les autres provinces de la France, il se trouve des sources minérales qui aient les mêmes propriétés; si l'eau de pluie ou de fontaine, froide ou chaude, pure ou diversement mixtionnée, pourroit produire les mêmes effets que nos eaux minérales, et autres; s'il n'est point, dans notre art, d'autres moyens capables d'opérer les guérisons que nous avons rapportées dans le cours de cet ouvrage; et si enfin, pour fonder une méthode plus étendue et plus certaine touchant l'usage de nos eaux, il ne conviendroit pas de comparer plus exactement que je n'ai encore pu le faire, les bons effets, avec les mauvais qu'elles produisent. Tous ces objets, et certains problèmes qui en découlent, n'entrent point dans mon plan, quant à présent. Je n'ai d'autre dessein que de déterminer la manière d'agir des eaux de notre pays, et d'indiquer les précautions et les préparations que leur usage exige.

T. CXVII. Il est démontré par un grand nombre d'observations, que les eaux de Bagnères sont beaucoup plus purgatives que celles de Cauterès et les Chaudes, et que celles-ci le sont un peu plus que les Bonnes et celles de Barèges, qui constipent quelquefois (1). Toutes possèdent une vertu diurétique, laquelle est supérieure dans les eaux de Bagnères, et moindre dans les eaux Bonnes et celles de Barèges, que dans celles de Cauterès et Chaudes. Les eaux de Barèges donnent beaucoup d'activité au pouls, font suer plus ou moins, et causent quelquefois des insomnies: les eaux Bonnes produisent à peu près les mêmes effets : les eaux de Bagnères excitent des secousses de tout le corps, même dans les gens robustes ; elles appesantissent la tête, mais moins que celles de Cauterès et les Chaudes; les eaux

(1) Les eaux de Saint-Sauveur sont intermédiaires à celles de Barèges et celles de Cauterès.

Chaudes sur-tout portent au cerveau, et il est certain qu'elles enivrent plus souvent que toutes les autres : enfin toutes ces eaux réveillent l'appétit et facilitent l'exercice des fonctions du corps : du reste elles ne font point vomir, à moins qu'on ne s'y trouve bien disposé. Tels sont les effets de nos eaux minérales en général, dans l'état de santé parfaite ; car il arrive souvent que, prises en petite quantité, en boisson ou en bain, par ceux qui se portent bien, elles opèrent à peine quelque effet sensible. Enfin les effets du café pourroient, à quelques égards, se comparer avec ceux de nos eaux, hormis celles de Bagnères.

T. CXVIII. Quand on observe attentivement les effets que produisent nos eaux dans les personnes valétudinaires, ou qui ont quelque organe foible, débilité, dérangé, on peut s'instruire de bien des choses relativement à leur usage. Les eaux de Bagnères rendent la respiration laborieuse dans ceux qui ont la poitrine délicate, ou une disposition au catarre, soit prochaine, soit éloignée ; elles leur causent un serrement de cette partie, qui est plus ou moins marqué. Les autres eaux, au contraire, ouvrent et dégagent la poitrine, propriété qui est un peu moins énergique dans les eaux Chaudes et de Cauterès, que dans celles de Barèges, et les Bonnes. Ces dernières ont quelque chose de béchique, et procurent souvent l'expectoration; elles ont cet avantage principalement sur celles de Bagnères, qui n'occasionnent qu'un crachottement, en irritant les entrailles. Les personnes bilieuses, ou qui sont attaquées de légères jaunisses, trouvent un soulagement assez prompt dans les eaux de Bagnères; les eaux de Cauterès et les Chaudes l'emportent, à cet égard, sur celles de Barèges et les Bonnes. Ceux qui ont quelque difficulté d'uriner, retirent plus d'avantage, au moins dans les premiers jours, des eaux de Bagnères, que de celles de Cauterès et des Chaudes, et de celles-ci, plus que des eaux Bonnes et de celles de Barèges. Ces deux dernières portent à la sueur, mieux que celles de Cauterès et les Chaudes. Les eaux de Bagnères, au contraire, sont sujettes à supprimer les excrétions de la peau. Ces mêmes eaux soulagent dans les constipations du ventre, plus surement que les autres, au moins pendant un temps; elles diminuent aussi plus promptement les chaleurs, et les rougeurs du visage et de la poitrine, qu'éprouvent souvent les personnes affligées de vapeurs; mais dans la suite elles peuvent augmenter ces accidens. Les eaux de Barèges, au contraire, les augmentent au commencement, et elles les appaisent dans la suite du traitement. Ces divers effets peuvent facilement s'expliquer par ce qui a été dit, et par ce que nous dirons dans la suite.

T. CXIX. Les eaux de Bagnères ont quelque chose de styptique, de terreux et d'austère, qui leur fait produire la sécheresse de la langue, et une sorte de serrement dans le gosier. Les eaux de Barèges ont une saveur douce et onctueuse, comme est celle du sang, ou, selon quelques-uns, comme celle d'un morceau de sucre qui seroit imprégné de quelque acide fort léger : elles excitent des nausées, quand on en avale, ou qu'on les flaire fortement. Les eaux Bonnes ont assez le goût du petit lait; elles sont beaucoup moins styptiques que celles de Bagnères : leur odeur, de même que celle des eaux de Barèges, ressemble à celle de la vase, ou du foie de soufre, de la poudre à canon, ou d'un œuf durci au feu. Les eaux de Cauterès et les eaux Chaudes irritent davantage le gosier, et paroissent avoir plus de stypticité que celles de Barèges et les Bonnes : l'odeur de ces eaux est d'ailleurs la même. A l'égard des notions fournies par le tact, les eaux de Bagnères impriment une certaine rudesse à la peau, ce que les autres eaux minérales ne font pas plus que de l'eau ordinaire : on diroit que la chaleur des premières a une sorte de siccité. Enfin les sueurs qu'elles causent ressemblent assez à celle que produit la course. Au contraire, les eaux de Barèges et les autres excitent une sueur douce, souvent semblable à une sueur critique salutaire. Est-il donc croyable que les eaux de Barèges, les eaux Bonnes, les eaux Chaudes, et celles de Cauterès sont grasses et gluantes, telles, par exemple, qu'un léger mélange de savon avec de l'eau, et que les eaux de Bagnères sont âpres, maigres et dépourvues d'onctuosité ? J'ai été autrefois dans ce sentiment, que je révoquai depuis en doute, fondé sur plusieurs expériences qui m'ont appris qu'on pouvoit se méprendre, en attribuant à une qualité grasse des eaux, ce qui n'est que l'effet de leur chaleur. Ainsi l'eau commune même, soit chaude ou tiède, paroît au doigt avoir l'onctuosité des eaux de Barèges, et des autres. De plus les eaux Bonnes, les eaux Chaudes, celles de Cauterès et de Barèges, déposent au fond des vases une matière glaireuse, ou autre de cette nature, qui peut, en quelque manière, s'attacher aux doigts ; au lieu que celles de Bagnères déposent une terre âpre et sèche, en forme de couches de sable : de sorte qu'on pourroit distinguer nos minérales, en sèches et en onctueuses.

T. CXX. Je vais transcrire ici quelques instructions pratiques, que j'ai déjà consignées ailleurs : mais je les présente aujourd'hui avec d'autant plus de confiance, qu'elles sont en partie le résultat des expériences de médecins très-versés dans l'administration de nos eaux, et recueillies d'auteurs qui ont écrit sur cette matière, et en partie le fruit de mes propres observations. Heureux si parmi celles qui m'appartiennent, il s'en trouve quelqu'une qui soit avouée par les maîtres de l'art, et qui puisse être un témoignage digne de l'hommage que je rends à ma patrie ! 1° Les eaux de Bagnères sont diurétiques, purgatives et toniques. 2° Les eaux Bonnes sont béchiques; celles de Barèges diaphorétiques, et toutes les deux sont relâchantes. 3° Les eaux de Cauterès, et les eaux Chaudes, tiennent le milieu entre celles de Bagnères, les Bonnes, et celles de Barèges; elles sont sur-tout stomacales. Mais pour donner à ces notions plus de solidité, et ne point insister trop longtemps sur des mots, tâchons d'expliquer avec clarté, et sans préoccupation, ce que c'est que *tonique* et *relâchant* par rapport au corps vivant.

T. CXXI. On dit qu'une partie musculaire, ou tout autre organe, a recouvré son ton, lorsque de mous ou de flasques qu'ils étoient, ils sont devenus durs et vigoureux : et si des parties acquièrent de la flexibilité, de la facilité à exercer leurs mouvemens, étant auparavant sèches, dures et tendues, on dit dans ce cas, qu'elles ont repris leur laxité. Mais comment ces changemens s'opèrent-ils ? Rendre le ton à une partie, c'est augmenter ou ranimer l'action de ses vaisseaux et de ses fibres, et c'est la débarrasser d'un superflu de sérosité qui l'empâte. Le relâchement consiste à écarter des fibres trop rapprochées, et à rétablir de cette manière l'harmonie dans les mouvemens d'un organe, ou dans ses fibres et dans ses vaisseaux : en un mot, tendre ou relâcher une partie, c'est lui rendre son état naturel qu'elle a perdu, et qu'elle peut recouvrer par le moyen des secours de l'art; car on voudroit en vain donner aux fibres des vieillards, extrêmement sèches, la souplesse qu'elles ont dans l'enfance, et il est pareillement impossible de rendre les organes des enfans, semblables à ceux des vieillards. Ces notions, simples et faciles à saisir, suffiront pour évaluer ce que bien des médecins ont écrit sur l'action des fibres, sur leur ton, ou leur relâchement considérés comme causes des maladies.

T. CXXII. Les médicamens peuvent sans doute rendre à la fibre première ou élémentaire, son ton ou sa laxité; mais il ne faut pas croire qu'ils produisent pour cela quelque changement dans le volume, ni dans la structure ou la constitution de cette fibre. La contraction ou le relâchement opèrent seulement des changemens dans les mouvemens des fibres, mais leur nature constitutive reste toujours la même : autrement les élémens qui les composent, ne seroient point immuables. Une fibre peut donc exercer son action avec trop ou trop peu d'énergie, sans qu'elle soit lésée dans sa forme essentielle. De plus les médicamens n'agissent point sur les fibres premières, ils agissent seulement sur les composées, et sans lesquelles il est croyable qu'ils ne produiroient aucun effet. On pourroit nous objecter que l'application de l'esprit de vin rend les fibres calleuses : cela est vrai ; mais il y a bien de la différence entre cette callosité, et un excès de tension des fibres. Une callosité parfaite, telle qu'est l'escarre procurée par l'esprit de vin dans les plaies, ressemble à du blanc d'œuf cuit, qui a perdu sa nature première : c'est un vrai corps étranger. Au reste il est certain que le trop, ou le trop peu de sérosité et de mucosité qui baigne les parties animales, peut fomenter leur relâchement ou leur rigidité : mais le ton et le relâchement, tels que nous les avons définis plus haut, ne reconnoissent pas toujours ces causes (*Voyez l'analyse médicinale du sang*).

T. CXXIII. Les eaux de Bagnères fortifient les parties, en leur rendant le degré de force qu'elles doivent naturellement avoir : celles de Barèges les relâchent, en leur rendant aussi la mesure de leurs forces naturelles : ainsi l'objet final du ton et du relâchement, est le même. Il est sans doute croyable que l'effet des eaux, prises intérieurement, est plus considérable dans les premières voies, et qu'elles agissent ensuite sur les autres parties, comme les causes des maladies sympathiques y agissent, en irritant l'estomac et les intestins par leur poids, leur volume, leur chaleur, et par leurs sels : ainsi la sensation particulière que causent les eaux de Bagnères dans les entrailles, fait qu'elles purgent pour l'ordinaire au commencement de leur usage : leur manière d'agir est donc de déterminer les mouvemens de la circonférence au centre, et la pente des humeurs du corps vers les intestins : or ces qualités peuvent les rendre contraires dans bien des maladies. Les eaux de Barèges, et les autres, purgent rarement; aussi ne produisent-elles qu'une commotion douce et légère, laquelle se dirige du centre du corps à sa circonférence, et suscite la fièvre. Les eaux de Bagnères produisent aussi quelquefois ces effets. Ces dernières dissipent quelquefois les œdèmes et les bouffissures de la peau, et elles rétablissent son élasticité, en ce que l'action vive qu'elles produisent, s'étend jusqu'aux parties les plus éloignées. Aussi par la fièvre que les eaux de Barèges excitent, les plus petites fibres sont dégourdies ou ébranlées, l'équilibre de leurs oscillations renaît, et enfin les parties contractées se relâchent, pourvu qu'elles ne soient pas affectées d'une callosité bien formée; car dans ce cas, les eaux les font suppurer ou résoudre; mais la résolution est souvent l'ouvrage du relâchement. On peut expliquer par là comment les eaux de Barèges r'ouvrent les cicatrices, ou en procurent la formation. Ces effets qu'elles produisent sont dus à l'agitation qu'elles causent dans toute la masse cellulaire, au moyen de laquelle elles font naître une pléthore du suc nourricier, et une fièvre, dont elles dirigent, comme il a été dit *(partie IIIe)* le travail excrétoire. Au contraire les eaux de Bagnères qui ébranlent vivement les organes, et purgent fortement, évacuent une grande quantité de suc nourricier; d'où vient qu'elles sont peu propres à favoriser l'ouvrage des cicatrices : elles les procurent pourtant quelquefois accidentellement, en évacuant les sérosités dont l'organe cellulaire regorge. Ces mêmes eaux, par l'impression forte qu'elles font sur les organes des premières voies, irritent la poitrine, et l'affectent. Les eaux de Cauterès, et les eaux Chaudes affectent la tête, par l'agacement qu'elles causent sur les nerfs de l'estomac et des intestins, et en excitant la fièvre, comme les eaux de Barèges. Les eaux Bonnes tiennent le milieu entre toutes les autres; elles sont béchiques, et elles produisent d'autres effets résultans de leur action particulière sur les nerfs gastriques, et autres, et sur chaque organe; car chaque médicament a sa manière propre et particulière d'opérer *(Voy. l'analyse du sang)*.

T. CXXIV. Parlons du passage des eaux dans

le sang, par les vaisseaux lactés, et de leur action sur cette liqueur. Tout le monde sait que les buveurs d'eau urinent beaucoup. Pour moi, en comparant la somme de l'urine avec celle de nos eaux qu'on avoit bues, j'ai trouvé que la première étoit quelquefois plus abondante, mais qu'ordinairement leur quantité étoit assez égale à celle des eaux, et rarement moindre, à moins que des sueurs, un flux de ventre, ou une salivation, ne fussent survenus. Willis, et plusieurs autres médecins après lui, ont douté, avec raison, que toute la matière des urines parcourût les voies ordinaires de la circulation. En effet, le peu de temps qu'elles mettent à se rendre dans la vessie, donne lieu de croire qu'elles y parviennent par une voie plus courte, c'est-à-dire en passant au travers des intestins et du tissu cellulaire des autres viscères, sous la forme de vapeurs. L'on pourroit aussi fortement douter, si de l'eau minérale que l'on boit, en se mêlant au sang, y charie les sels dont elle est imprégnée; car la couleur noire, ou autre, qu'ont les excrémens des personnes qui boivent des eaux minérales, fait soupçonner qu'elles se digèrent, se dissolvent, ou se décomposent dans les organes des premières voies, et qu'il n'y a que l'eau pure qui passe dans les veines lactées. Mais quand il seroit vrai que les sels des eaux passent avec elles dans le sang, il faudroit toujours convenir que les effets qu'elles produisent, ne peuvent pas appartenir à ces sels marins, de Glauber, ou terreux, qu'elles contiennent ; car la quantité en est si petite, particulièrement dans nos eaux, qu'une boisson de quatre jours n'en fournit pas autant qu'on en prend dans un seul repas. Il faut donc reconnoître dans nos eaux thermales un esprit ou un *gaz* (quel que chose que ce soit), lequel réveille les organes et se mêle au sang, non en suivant les routes longues et tortueuses de la circulation, mais en passant au travers des pores des parties, et par les mêmes voies que les topiques purgatifs, par exemple appliqués sur le creux de l'estomac, opèrent leurs effets. Quoiqu'il en soit, un médecin doit faire beaucoup d'attention aux changemens que les urines éprouvent pendant l'usage des eaux, soit au commencement ou à la fin de cet usage, soit le matin ou le soir de chaque jour : ainsi les urines qu'on rend sur la fin et pendant les septenaires du traitement, de même qu'à la fin de chaque jour, sont renales-critiques, et chargées de la matière des résolutions qui se sont opérées. Il faut aussi avoir égard à l'état des excrémens du ventre, pendant l'usage des eaux ; car cet objet fourniroit sans doute quelques instructions.

T. CXXV. L'eau, dit-on, est d'un prix inestimable; les eaux minérales sur-tout lavent le sang, le délayent et le dépouillent de ses sels. Voilà le langage que l'on entend tenir par tout le monde. Il est aussi généralement convenu que l'eau divise le sang, qu'elle lui fournit un véhicule, et qu'elle le rend d'autant plus fluide et coulant, qu'il est plus grossier, plus sec et plus propre à former des obstructions. L'on soutient même que certaines eaux ont une vertu atténuante, au moyen de laquelle elles brisent les humeurs gluantes et stagnantes, et les font circuler; d'où l'on a donné à ces eaux le nom de fondantes et d'apéritives. Mais arrêtons-nous d'abord à examiner la valeur des termes. Qu'est-ce que c'est qu'une humeur épaisse ou divisée? Qu'entend-on par épaissir ou diviser une humeur dans le corps vivant? Prenons l'eau pour exemple. Quel est le chimiste qui prétendroit que l'eau ou ses parties intégrantes peuvent être épaissies ou divisées sans être détruites? C'est une vérité certaine, que les particules aliquotes des mixtes, ou leurs premières parties intégrantes, conservent toujours leur nature et ne changent point, à moins que les mixtes eux-mêmes ne soient détruits ou corrompus : par conséquent on ne peut pas épaissir ou diviser les particules premières de l'eau. En vain s'appuieroit-on de l'exemple de la glace, qui n'est qu'une aggrégation des gouttes d'eau produite par le repos, et non un véritable épaississement. Or, comment voudroit-on que nos humeurs, que l'on peut comparer en tout sens au blanc d'œuf qui a été épaissi par le feu, pussent se diviser ou s'épaissir ? Le blanc d'œuf qui a été épaissi par le feu, a perdu dès-lors sa nature, et il ne sauroit plus la recouvrer. Pareillement quand la lymphe, le mucus et les autres parties intégrantes du sang se sont épaissis, comme cela arrive quelquefois, on ne peut plus leur donner leur première forme. Pour le dire en un mot, le sang a dans tous les animaux, une telle masse, une telle consistance, et un tel lieu, que l'épaississement ne peut les lui ôter sans le corrompre, sans le détruire (*Voyez sa vraie composition, Analyse du sang*).

T. CXXVI. C'est une chose très-certaine, que les humeurs du corps qui forment en partie les idiosyncrasies, ont une masse déterminée et d'autres caractères particuliers dans chaque individu. C'est ce que démontre l'exemple du lait. Si donc les humeurs du corps vivant peuvent être dépouillées de leur sérosité, cette expoliation dont elles sont susceptibles doit avoir des bornes, comme la surabondance de cette même sérosité dont elles se chargent doit en avoir aussi. Or, on ne connoît pas plus ces bornes, qu'on ne connoît la cause de l'union des parties des humeurs entr'elles. Un blanc d'œuf diffère certainement d'un autre : mais pour cela on ne peut pas dire que l'un soit épaissi, et l'autre divisé, à moins qu'on ne détruise leur constitution naturelle. Le sang encore, comme le vin de chaque sep, a ses différences particulières dans chaque être vivant, quoiqu'il soit de même nature dans tous; mais le sang que l'on a dépouillé seulement jusqu'à un certain point de sa sérosité, n'est pas pour cela un sang épais et divisé. Peut-on même croire que ses globules, quand ils nagent dans beaucoup de lymphe, circulent mieux que quand ils nagent dans une moindre quantité ? Non. De plus le sang ne peut pas être comparé, ni à l'esprit de vin, ni à aucun sel : ceux-ci s'étendent et se divisent de plus en plus dans l'eau, jusqu'à ce qu'ils s'y détruisent ; mais le sang ne paroît pas aussi miscible à l'eau que le sont ces substances. Enfin une quantité surabondante de sérosité dans le sang y produit la pléthore, mais ne l'atténue pas : il n'est atténué que quand il a perdu une portion essentielle de sa sérosité, et alors il contracte un vice irréparable.

T. CXXVII. Reprenons la comparaison du sang avec le lait et le blanc d'œuf. Les chimistes savent que le lait ne se dissout pas parfaitement dans l'eau : or pourquoi le sang n'y seroit-il pas également insoluble ? Il est encore certain que le lait et le blanc d'œuf qui ont été épaissis par le mélange d'un acide, ou autrement, ont perdu leur nature : de plus, comme le trop grand repos convertit l'eau en glace, il donne également lieu à l'épaississement du sang et à sa destruction. Cette même destruction du sang est aussi occasionnée par un excès, ou un manque de chaleur suffisante. Il est donc besoin d'un degré de mouvement et de chaleur déterminés pour entretenir la constitution naturelle du sang, qu'il peut perdre facilement. Le sang qui est sur le point de s'organiser n'auroit-il pas dès-lors quelque chose de vivant? Enfin si le sang contient quelque humeur étrangère, trop de sérosité, de bile, de mucosité, ou de l'urine, on doit l'évacuer : du reste, ces mélanges ne changent point sa constitution naturelle, ou s'ils la changent, ils la détruisent; ils forment des cachexies particulières (*Voyez Analyse du sang*).

T. CXXVIII. Je serois trop long, si je voulois rapporter ici toutes les expériences que j'ai faites sur nos eaux, en les mêlant aux diverses liqueurs animales. 1° Les eaux de Bagnères, mêlées avec le lait, étant froides ou chaudes, telles qu'on les trouve à la source, ne le changent presque pas; mais si l'on fait bouillir le mélange, alors le lait se coagule, et le sérum s'en sépare. A l'égard des eaux de Barèges et des autres, qu'elles soient froides ou chaudes, à tel degré qu'on voudra, elles n'altèrent pas plus le lait que ne l'altère l'eau commune. Si l'on mêle du sang nouvellement tiré des veines, avec les eaux de Bagnères, il paroît former un coagulum. Quant aux autres eaux Bonnes, de Barèges, etc. au lieu de le coaguler, elles semblent le rendre plus coulant que ne le fait l'eau commune tiède: le sang qu'on fait bouillir avec les eaux de Bagnères, se concret de même que dans l'eau ordinaire; ce qui n'arrive pas toujours avec les eaux de Barèges et les autres. 3° Le blanc d'œuf n'éprouve presque pas de changement dans nos eaux, à moins qu'elles ne soient bouillantes; dans ce cas, elles le durcissent, comme le durciroit l'eau commune. 4° L'eau de Bagnères ne dissout pas parfaitement le savon, comme le fait l'eau de certains puits par l'intermède d'un sel acide : les eaux Bonnes le dissolvent, ainsi que les autres, comme l'eau de pluie le dissout; elles dissolvent même la bile. 5° Il paroît que le pus et les crachats se dissolvent moins bien dans les eaux de Bagnères que dans celles de Barèges, les Bonnes, etc. Dans les premières, comme dans l'eau commune, une partie du pus se mêle à l'eau et la trouble; l'autre partie se concret et surnage, ou tombe au fond en forme de glaires. 6° Un mélange de lait, d'œuf et de sucre (mélange qui ressemble peut-être à la masse du sang), que l'on fait cuire au bain-marie avec les eaux de Barèges ou les Bonnes, se prend de même qu'avec l'eau ordinaire. Le coagulum paroît plus grumelé, moins également lié, avec les eaux de Bagnères. 7° L'usage des eaux de Bagnères teint ordinairement les matières fécales en noir ; celles de Barèges et les autres les noircissent moins, et elles les teignent souvent en brun, ou en bleu d'ardoise. 8° Des lambeaux de chairs squirreuses, macérés ou cuits dans nos eaux, n'y sont pas plus changés que dans l'eau commune. 9° Nos eaux cuisent la viande comme l'eau ordinaire ; celles de Bagnères la durcissent un peu, et l'on sait que le pain qu'on en fait ne fermente pas convenablement. 10° Des animaux de différente espèce, grenouilles, poissons, vers, plongés vivans dans nos eaux, se durcissent dans toutes comme dans l'eau commune, et ils y meurent en s'alongeant plus ou moins : les eaux de Bagnères m'ont paru les durcir un peu plus que les autres. 11° Les viandes se pourrissent dans toutes nos eaux, presque comme dans l'eau ordinaire.

T. CXXIX. Que doit-on inférer de toutes ces expériences ? Par la première et la seconde, il paroît que les eaux de Bagnères ne coagulent le sang qu'au moyen de l'ébullition : or un degré de chaleur égal à celui de l'eau bouillante, n'existe pas dans le corps vivant. J'ai d'ailleurs des faits qui combattent directement ceux dont je parle. Ayant fait plonger le bras d'un malade, pendant qu'on le seignoit, dans l'eau de Barèges, le sang y devint couenneux, comme dans l'eau commune, ou dans celles de Bagnères, de manière que dans ces sortes d'expériences, il faut faire attention à la quantité de suc muqueux que le sang contient ; car j'ai vu une fois que le sang d'un pleurétique qu'on avoit dépouillé de ce suc, ne s'épaississoit point par l'ébullition. Les autres faits que j'ai rapportés, ne peuvent guères s'appliquer au corps vivant. J'ai injecté de l'eau minérale dans les vaisseaux d'animaux vivans : je mêlois alternativement goutte à goutte le sang avec l'eau, et l'eau avec le sang. Toutes ces épreuves m'ont peu instruit, ou pour mieux dire, le catalogue des expériences qui ne prouvent rien, n'a été que trop grossi.

T. CXXX. Ces expériences, je le répète, ne peuvent nullement s'appliquer au corps vivant: c'est ce que va prouver une tragique observation. J'avois écrit autrefois que les eaux de Bagnères, mêlées avec le sang, pouvoient le coaguler. Un charlatan depuis, traitant une malheureuse fille, d'un saignement de nez auquel elle étoit fort sujette, eut recours à mon expérience, et la répéta devant elle, en lui disant : voilà comme les eaux de Bagnères calmeront votre sang bouillant et fougueux. Lui ayant en conséquence fait prendre les eaux pour guérir son hémorragie, dont la cause étoit le *strictum* placé dans les viscères de l'abdomen, la malade que je vis sur la fin de sa maladie, tomba bientôt dans le marasme et la consomption pulmonaire, et mourut. J'avois pourtant expressément observé dans le même endroit, qu'on devoit s'abstenir des eaux de Bagnères dans les affections de poitrine, et dans toute disposition au marasme. Il y a donc, touchant ces sortes d'expériences, bien des précautions qu'un homme de probité et éclairé doit prendre. La conséquence qu'on peut tirer de tout ce que j'ai dit, est qu'il est bien difficile de déterminer la manière dont les eaux agissent sur les humeurs; de sorte qu'il y a tout au moins à retrancher de ces maximes, et autres semblables, dont tant de gens se repaissent gratuitement : *les eaux délayent le sang; elles augmentent sa fluidité; elles atténuent la lymphe épaissie; elles humectent, désobstruent et fondent les sels, et les entraînent par les urines, etc.* Il s'en faut de beaucoup que tout cela soit démontré. Cependant j'ai vu que ces idées, pures possibilités physiques, sont fort en vogue dans les provinces, mais sur-tout dans les sources d'eaux minérales; car la capitale, qui est le centre de toutes les sciences, ressemble à la mer qui jette sur ses bords les superfluités. J'ai vu encore avec peine, que ces apophtegmes, aussi usés et froids, que vides de sens et de fondement, étoient trop en vogue dans nos sources. *Le sang est-il raréfié, il faut le condenser; est-il condensé, on doit l'atténuer...* car je regarde l'attrition du sang, la division mécanique de ses globules, ses diverses espèces d'acrimonies, et son effervescence prétendues, comme des choses imaginaires, en attendant que de vrais chimistes, juges compétens en cette matière, nous apprennent quel fond on doit faire sur ces idées, ou pour mieux dire, en attendant qu'ils substituent des vérités à toutes ces rêveries puériles (*Voy. Analyse du sang*).

T. CXXXI. C'est donc principalement à observer les divers mouvemens du corps, qu'il faut que le médecin s'applique. Mais puisque chaque homme a le droit de dire ce qu'il pense dans presque toutes les choses qui sont du ressort de son entendement, voyons ultérieurement ce que c'est que la vie et ses causes; ce qui servira à appuyer ce que j'ai avancé dans plusieurs endroits de cet ouvrage. Le genre nerveux peut être comparé à un insecte; ses rameaux sont comme autant de pédicules ou de racines, de bras ou de pattes. Il constitue l'essence de l'homme, de concert avec l'ame qui l'anime; car les os, le tissu cellulaire, et les autres organes, appartiennent à peine à *l'animalité*, et ils sont aussi étrangers à l'homme, que l'est à une plante la terre sur laquelle elle est appuyée, et à une vigne l'échalas qui la soutient. Les os, et d'autres parties, ne sont que des instrumens, l'enveloppe ou l'écorce de l'homme. De même la nutrition n'ajoute rien à la nature de l'homme, qui est dans l'instant de sa conception, ce qu'il est dans son plus grand accroissement. Oh! que l'homme est donc un bien petit être! Enfin les nerfs, à raison de leur entrelacement, se raccourcissent ou s'alongent, et se prêtent des forces mutuelles, aucun ne se meut que par le concours de tous les autres. C'est par ces liaisons, par ces correspondances, qu'ils président à toutes les opérations du corps. La moelle alongée fournit la principale tige du système nerveux, qui, après s'être comme réfléchie du ventre vers le cerveau, par les nerfs des viscères, envoie des productions aux diverses parties du corps, et établit ainsi un commerce particulier d'action entre les organes du bas-ventre, et tous les autres. Tel est le spectacle frappant que l'œil instruit contemple dans l'homme. Maintenant, qu'on se représente les ondulations aller d'un nerf à l'autre successivement, en ayant toujours égard à la présence de l'ame, on aura l'idée de la vie et de ses phénomènes essentiels; qu'ensuite on se représente des nerfs existans dans toutes les parties, et ces parties formées d'une substance muqueuse, et soutenues par la charpente osseuse: c'est là l'image du corps vivant, l'idée complète de l'homme, tel que la nature l'a formé dans sa petite sphère, en ce qui concerne les parties solides.

T. CXXXII. En poussant plus loin les recherches sur la vie, on voit qu'elle consiste dans la faculté qu'a la fibre animale de sentir et de se mouvoir elle-même. Cette faculté innée dans les premiers élémens du corps vivant, n'est pas plus étrange que ne le sont la gravité, l'attraction et la mobilité qui appartiennent à divers corps. Les parties actives dont nous parlons, sont les vrais fondemens de l'animalité; elles tiennent elles-mêmes le principe de leur vie, d'un filament nerveux qui leur sert de base, ou plutôt, il n'y a dans l'animal qu'un seul nerf qui anime toutes ses parties. Ce nerf sensible et actif, qu'on peut concevoir aussi petit qu'un atome, est subordonné à l'empire de l'ame; son développement dans l'utérus se fait à la faveur de la chaleur, de l'humidité et de la mucosité qu'il trouve dans la semence. Cette pâte muqueuse est sa vraie enveloppe dans laquelle il se nourrit, végète ou s'étend, et à laquelle il donne différentes formes, selon son degré de force, et selon la direction de son activité. Tel est le principe du développement de l'embryon humain, et du mouvement constant dont ses parties sont pourvues.

T. CXXXIII. L'on doit croire que le sentiment et le mouvement sont nécessairement les mêmes dans tous les individus, et qu'ils occupent les mêmes parties : s'ils ne s'y manifestent pas toujours, c'est parce qu'ils manquent d'instrumens convenables. D'ailleurs un état d'action proportionnée des fibres, aussi égale et aussi parfaite qu'elle peut être conçue, établiroit le plus grand calme possible. Les mouvemens que fait l'animal, sont dûs au passage successif des forces, d'une branche de l'organe nerveux, ou d'un nerf à l'autre. Quand elles se fixent ou s'accumulent dans une partie, elles y causent le spasme, le serrement ou la roideur ; elles y occasionnent le relâchement, quand elles n'y abordent qu'en petite quantité. Il doit donc se faire en nous constamment, une circulation de mouvemens, uniforme ; et la fibre animale élémentaire, ou la fibre première nerveuse, doit avoir le même degré de consistance et de force dans une puce que dans un lion. C'est une maxime reçue en chimie, que tous les élémens des corps se ressemblent au moins dans leurs qualités principales ; de manière que la terre élémentaire d'un animal, et celle d'une plante, ne diffèrent que par quelques modifications particulières : ce qui est également vrai par rapport aux métaux ; dans lesquels l'élément du feu, ou le phlogistique, est universellement le même, quoiqu'il soit différemment modifié dans chaque espèce. Au reste, les terres élémentaires des plantes et des animaux ne sont point le corps muqueux dont nous avons parlé; mais elles en tirent vraisemblablement, tant les unes que les autres, leur nourriture. Ici nous pouvons rappeler en passant les fameuses hypothèses de plusieurs grands hommes, sur les élémens des corps. De ce nombre sont, par exemple, les idoles d'Hippocrate, les atomes d'Epicure, les formes substantielles d'Aristote, les monades de Leibnitz, les formes et les molécules organiques de Buffon.

T. CXXXIV. Quoiqu'il en soit, il n'y a aucun sujet de douter que les parties du corps vivant ne soient toutes douées de la faculté sensibe. Quant à la nature de cette faculté, c'est un de ces objets profonds, sur lesquels il est plus sûr de se taire que de vouloir raisonner. Sait-on ce que sont au fond la douleur et le plaisir, si l'un procède du spasme, et l'autre du calme? Du reste, il paroît assez démontré par la ligature des nerfs, qu'ils sont les seuls organes de la sensibilité, et que c'est d'eux que toutes ces parties tiennent cette propriété. L'amputation des os, leur fracture, et la suture des tendons, qui ne causent presque pas de douleur, démontrent assez que ces parties n'ont, comme les cicatrices, que peu de sensibilité. Mais en est-il de même des tendons qui n'ont pas une parfaite dureté ? Si l'on comprimoit fortement entre les doigts, par exemple, le tendon d'achille, ou les tendons fléchisseurs de la cuisse, cette pression causeroit-elle quelque souffrance ? Les ligamens encore contribuent-ils aux douleurs de la goutte ? Enfin, la dilatation de l'anneau crural, formé par les aponévroses des muscles de l'abdomen, et la section du fascia lata, ne sont-elles jamais accompagnées de douleur ? Tout cela est connu des praticiens. D'ailleurs il est démontré que certains tendons, les os, et d'autres parties, peuvent être agacés en mille manières, comprimés, tiraillés, et soumis à l'action du feu, sans que l'animal souffre presque de douleur. Je me souviens que beaucoup d'expériences de ce genre, que nous fîmes autrefois à Montpellier, sur des chiens (dès 1740), nous apprirent peu de choses : nous piquâmes même une fois un nerf, sans que l'animal, bien vivant encore, donnât aucun signe de douleur. Il est donc à craindre que les avantages qu'on se flatte de tirer de ces expériences, ne soient destinés que pour ceux qui, pour nous servir des expressions du docteur Hamberger, s'érigent en juges dans leur propre cause. Au reste, tout ce que j'ai dit dans ce chapitre, n'a d'autre but que de trouver une explication raisonnable de la cause de plusieurs phénomènes, et nous ferons volontiers le sacrifice de ces idées, en faveur d'autres meilleures.

T. CXXXV. Il seroit ennuyeux de nous étendre davantage sur cette matière. Ce que j'ai dit fait assez comprendre la manière avec laquelle s'opèrent les divers mouvemens du corps, quelle est leur origine, leurs principaux centres, et l'ordre de leur évolution. Le dérangement de cet ordre des mouvemens, et le caractère particulier de ce dérangement, sont la source des maladies, de leurs phénomènes, de leur marche, de leur redoublement, et des différences respectives qu'on y remarque. On doit par conséquent rapporter aux mouvemens dont nous parlons, la cause des crises ou des excrétions morbifiques, leurs progrès et leur terminaison. D'après ces fondemens, l'on pourroit peut-être résoudre bien des problèmes, et des problèmes très-intéressans, sur les crises qui ont été jusqu'à présent insolubles. Toute fièvre, comme l'on sait, est un effort excrétoire, ou un effort des organes, qui tend à détruire une cause de maladie. Cet effort s'exerce constamment dans les affections humorales, dont la cause principale est un amas d'humeurs dans les premières voies, qui les irrite, et porte le trouble, sur-tout dans les fonctions des viscères de l'abdomen. De cette pente facile qu'ont les maladies humorales à la crise, il suit qu'on peut y apporter un prompt secours. Il n'en est pas de même des affections nerveuses. Ici la confusion qui règne dans les mouvemens, est un obstacle qui s'oppose à la crise, et qui demande du temps pour être surmonté, de manière que la célérité dans la curation y seroit inutile, ou plutôt nuisible. L'observation démontre la vérité de ce que nous venons de dire, tant à l'égard des maladies chroniques, que des aiguës.

T. CXXXVI. Tous les bains de nos eaux peuvent passer pour chauds; la chaleur des sources de Bagnères, qui sont au nombre de 31 ou 32, monte, suivant le thermoscope de Farenheit, depuis environ le 82e jusqu'au 124e degré; la chaleur des huit sources de Barèges monte depuis le 86e degré jusqu'au 115e; celle des sept ou huit fontaines de Cauterès, depuis le 102e degré jusqu'au 120e; celle des trois sources aux eaux Bonnes, depuis le 90e jusqu'au 102e degré : enfin la chaleur des trois sources des eaux chaudes est depuis le 92e jusqu'au 114e degré; tout cela est pourtant sujet à varier un peu. L'on croit généralement que l'eau de tous ces bains relâche les solides de notre corps, et qu'elle se mêle à nos humeurs; mais il est besoin encore de beaucoup d'expériences et d'observations pour connoître leurs vertus et leur manière d'agir. Une personne plongée dans les bains de Barèges pendant environ une heure, ne change presque pas, quant à son poids, et assez souvent elle pèse moins après le bain qu'avant. Il s'agit de savoir si ces faits sont vrais par rapport aux sujets de tout âge, de tout sexe et de tout tempérament, sains et malades, par rapport à toute heure du jour, avant et après le repas, et par rapport aux eaux de Bagnères, et à toutes les autres. Ainsi, 1° un corps plongé dans l'eau de nos bains, n'en reçoit, ni ne lui communique rien ordinairement ; d'ailleurs on ne peut pas soutenir que le corps absorbe précisément toute l'eau qui se dépense dans le bain. 2° Lorsqu'on est plus pesant après le bain, cela ne peut s'attribuer sans doute qu'à l'absorption qui s'est faite des parties aqueuses par les pores du corps. 3° Quand le corps se trouve plus léger après le bain, il doit avoir perdu quelque chose, et n'avoir rien reçu. Par conséquent, l'opinion, suivant laquelle on assure que l'eau du bain pénètre toujours les pores de la peau, et produit des changemens dans les organes et dans les humeurs, doit être mise dans le rang des opinions hasardées, et qui ont besoin d'un examen ultérieur.

T. CXXXVII. Les bains agissent d'une manière particulière sur l'estomac et les intestins ; souvent ils les irritent, ainsi que les douches, au point de causer la défaillance : leur effet, assez ordinaire, c'est de procurer de l'appétit et d'aider la digestion ; mais ils la troublent quand on en use pendant qu'elle se fait. 2° J'ai vu les bains causer des crachemens de sang, et hâter la mort de certains pulmoniques ; je les ai vus exciter les règles à contre-temps, et des hémorragies de la matrice, des fleurs blanches excessives, et même l'hydropisie ; ils poussent fort souvent par les urines. 3° Quelque chaud que soit le bain, nombre de personnes y sont saisies, au bout d'un certain temps, d'un frisson auquel succèdent souvent la chaleur et la sueur. Les bains agissent donc sur les organes intérieurs ; par l'irritation et la compression qu'ils leur causent, ils y déterminent le flux des mouvemens, lesquels se reportent ensuite vers la circonférence du corps : ils produisent ainsi la fièvre, et souvent une fièvre très-vive, qui finit par la sueur. Le bain fait par rapport au corps, ce que feroit une ligature ou un emplâtre qui le couvriroit entièrement ; il presse et irrite la peau, et occasionne dans le système vasculaire un redoublement d'action d'où dérivent ses effets. A l'égard du bain d'une partie, des douches et des frictions, souvent ils enflamment la peau, comme la piqûre des orties, par l'irritation vive qu'ils y causent, et les humeurs qu'ils y attirent. Au reste, pour bien apprécier les propriétés des bains chauds, il faudroit d'abord connoître parfaitement la nature, la cause et les effets de la chaleur : or ces objets importans sont encore indécis chez les maîtres de l'art.

T. CXXXVIII. Il n'y a donc, quant à présent, touchant l'usage de nos eaux et de nos bains, d'autre guide certain que l'expérience. Les eaux prises en boisson, sont un bain intérieur qu'il faut augmenter, diminuer ou suspendre, selon le génie et la marche de la maladie, et sa propension à la crise : on les boit ordinairement le matin, depuis une livre jusqu'à quatre. 2° Il n'y a que les personnes expérimentées qui sachent par quelles eaux il faut commencer, si c'est par celles de Bagnères, qui sont plus irritantes, ou si l'on doit d'abord susciter la fièvre par les eaux sulfureuses, et en régler ensuite et soutenir l'effort par celles de Bagnères. 3° L'expérience nous a appris que nos eaux, bues au repas, n'entraînent aucun inconvénient. 4° J'ai reconnu aussi qu'on pouvoit les boire froides ; mais j'ai douté si, quand on les faisoit chauffer, il falloit leur donner précisément le même degré de chaleur qu'elles ont à la source. 5° M. Meighan est le premier qui ait mêlé le lait avec les eaux de Barèges : je l'ai depuis coupé avec les autres eaux, hormis les sources fortes de Bagnères. 6° J'ai fait quelquefois préparer du petit lait avec ces dernières : pendant l'ébullition, la partie grasse du lait se coaguloit, et le sérum restoit uni aux eaux: j'ai pensé que cette boisson, qui n'a rien de désagréable au goût, pourroit être fort utile dans bien des maladies, même aiguës. 7° Ceux qui prennent les eaux, sont ordinairement amis de l'exercice; mais il est prouvé qu'on peut parfaitement digérer les eaux en gardant le repos. 8° Il n'est pas facile de dire jusqu'à quel point l'air, les saisons, les affections de l'ame peuvent contribuer à rendre nos eaux salutaires. Mais les préjugés superstitieux de nos anciens, touchant le choix de certaines saisons de l'année, et la nécessité de faire précéder la saignée et la purgation, et bien d'autres prétentions de cette espèce, enfantées par l'ignorance, commencent à s'évanouir; et il y a tout lieu de s'attendre à voir régner des connoissances plus certaines sur nombre d'objets qui sont encore à éclaircir. Par exemple, 1° on ignore pourquoi les mêmes maladies, ou qui paroissent être les mêmes, se guérissent quelquefois par toutes nos eaux indistinctement. Cela viendroit-il d'une propriété qui leur est commune à toutes, ou du caractère des maladies, tellement bénin, que tout remède, pour ainsi dire, pourroit les guérir ? Ce n'est pas ici le lieu d'entreprendre des discussions sur ce sujet. 2° On ne connoît pas assez jusqu'à quel point on peut associer l'usage des bains avec celui de la boisson de nos eaux, ni quel est le degré d'utilité des bains dans les affections des viscères, dans les suppurations, les tumeurs, etc. 3° Il est constaté par une foule d'expériences, que les fièvres intermittentes, les maladies aiguës, même les très-aiguës, peuvent être guéries par nos eaux; mais leur manière d'agir dans ces cas, ainsi que la raison pour laquelle elles procurent quelquefois la fécondité, sont inconnues. 4° On ne connoît pas bien parfaitement encore (en 1754) la nature de nos eaux minérales : il y a long-temps que nous les regardons comme de l'eau très-pure, mariée à différens sels ou mixtes salins, résultans de l'union de l'acide salin ou vitriolique à diverses bases. Enfin il reste à découvrir les moyens de décider, en voyant une maladie, si elle est incurable, si elle peut vraiment être guérie par nos eaux, quelle espèce mérite la préférence dans chaque cas, et quel est le mécanisme ou la raison de ces effets.

Il n'en est pas moins certain qu'on peut avancer en thèse générale, que les eaux des Pyrénées sont d'un grand secours dans les maladies lentes et longues, et qu'elles opèrent quelquefois des guérisons inattendues et qui étonnent les connoisseurs. Il faudra dans la suite se livrer à plus de détail qu'il n'a été possible d'en mettre dans ce *premier volume*, qui devoit être une manière de plan ou de *prospectus* général. Nous essaierons l'examen de chaque maladie particulière avec toute l'étendue nécessaire.

Ce plan général fut proposé à la Faculté de Paris en 1754 (1).

(*Les eaux minérales ont, depuis cette époque, pris la plus grande faveur. Chaque source a reçu ses éloges. On a tant écrit sur cette matière!* (Voyez la préface, au commencement de ce volume). *L'art veut imiter et même surpasser la nature. J'ai en main un mémoire destiné à être mis sous les yeux du ministère. L'auteur propose une manufacture générale de toutes les eaux minérales possibles. Il demande qu'on place cette manufacture à la vallée de Montmorency, à une petite distance de Paris, pour la commodité des habitans de cette ville. Il étendroit sans doute son établissement dans toutes les autres. Je sais d'ailleurs que d'autres ont formé des projets à peu près semblables. On s'en occupe. Nous en verrons éclore quelqu'un. Ce sera une affaire d'éclat pour la chimie. Mais il y a lieu d'espérer qu'on diminuera les scrupules et les craintes de cette partie des citoyens qui ne sont pas dans le cas de sentir*

---

(1) *Aquitaniæ minerales aquæ*.

toute l'importance de ces belles entreprises, ou qui ne se livrent pas sans réserve aux agitations et aux torrens de la mode. On prendra au moins des mesures suffisantes pour qu'il soit possible de distinguer les bureaux d'eaux naturelles, d'avec ceux de l'eau artificielle : ce n'est pas trop exiger ! Le temps aidera à juger et à évaluer les raisons du bien public, sur les quelles se fondent les auteurs de tant de projets magnifiques qui distinguent notre siècle. Des monumens éternels, des vues en grand, des entreprises sublimes, des établissemens plus éclatans les uns que les autres : toutes ces productions de nos génies vastes et supérieurs, illustrent les parties de notre art qui paroissent les moins faites pour briller. Combien nous sommes loin de la modeste pénurie de nos pères ! Cependant la VIe partie qu'on va lire, prouvera jusqu'à quel point la chimie peut être fondée à penser qu'elle connoît le corps humain, assez pour déterminer la nature des remèdes qui lui conviennent. Peut-être trouvera-t-on qu'il faudroit que cet art, qui ne doit pas se modeler sur l'empirisme, connût l'état naturel, avant de prétendre aller plus loin, avant de faire des projets d'agrandissemens, des essais et des spéculations de commerce.).

Fin du premier Volume.

On trouve chez les mêmes libraires,

Recherches physiologiques sur la vie et la mort; ouvrage qui renferme des vues nouvelles sur l'économie animale, et de nombreuses expériences faites sur les animaux vivans; par XAV. BICHAT, professeur d'anatomie et de physiologie. Paris, an 8, 1 vol. in-8. 4 fr. 50 c.

Le cit. Hallé ayant rendu compte de cet ouvrage dans une des séances de l'Institut national, quelques-uns de ses membres, tels que les cit. Sabatier, Fourcroy, etc. ont paru en faire grand cas.

Dissertation sur les Fièvres bilieuses, et histoire de l'épidémie bilieuse qui régna à Lausanne en 1755, par TISSOT; traduit du latin pour la première fois, avec quelques additions, par Mahot, médecin. Paris, an 8, in-12 de 360 pages, br. 2 fr. 50 c.

Recherches anatomiques sur la position des glandes, et sur leur action, par BORDEU; nouvelle édition augmentée de réflexions sur différens passages de ce traité, par le docteur Hallé. Paris, an 8, in-12, br. 2 fr. 50 c.

Observations de physique et de médecine, faites en différens lieux de l'Espagne; on y a joint des considérations sur la lèpre, la petite vérole et la maladie vénérienne; par THIERRY, docteur-régent de la Faculté de Médecine de Paris, médecin du roi. Paris, 1791, 2 vol. grand in-8. br. 6 fr.

Dictionnaire élémentaire de Botanique, par BULLIARD; revue, presqu'entièrement refondu et augmenté d'un tableau du système sexuel de Linné, par Louis-Claude Richard, professeur de botanique. Paris, an 7, in-8. orné de 20 planches gravées en taille douce, broché. 7 fr. 50 c.

Idée de l'homme physique et moral, pour servir d'introduction à un traité de médecine, par la Caze, nouvelle édition. Paris, an 7, in-12, br. 2 fr. 50 c.

CELSI (A. Corn.) De re medicâ libri octo. Parisiis, 1772, in-12, pap. fin, br. 4 fr.

www.ingramcontent.com/pod-product-compliance
Ingram Content Group UK Ltd.
Pitfield, Milton Keynes, MK11 3LW, UK
UKHW020607230726
13926UKWH00005B/2243

9 782016 157619